日本の食を科学する

酒井　健夫
日本大学生物資源科学部

上野川修一
日本大学生物資源科学部

▶編

朝倉書店

執　筆　者

日本大学生物資源科学部

教　授	酒井　健夫	教　授	上野川修一
教　授	大賀　圭治	教　授	盛田　清秀
准教授	細野　　朗	准教授	熊谷日登美
准教授	関　泰一郎	教　授	丸山　総一
准教授	松藤　　寛	教　授	森永　　康
前教授	望月　　篤	教　授	井上　弘明
准教授	増田　哲也		

（執筆順）

まえがき

　人類は何度も飢餓による滅亡の危機に立たされてきました．しかし，英知と経験によってそれを乗り切り，われわれはいま，地球上で繁栄を続けています．それは，他の動物との食の獲得競争に勝ち抜き，飢餓を克服する知恵と手段をもっていたからです．

　すなわち，食を安定的に得るため牧畜や農耕を発明し，それをさらに改良し，人口は60億人まで増やしてきました．

　しかし一方では，地球上にはまだまだ多くの人々が飢餓に苦しめられていることも事実です．一歩間違うと食料不足による人類滅亡が本当に到来するかもしれません．

　では，振り返ってわが国日本ではどうでしょうか．人口1億人超の国で人々は充実した食生活を送っているでしょうか．最近，食の安全と安心，食と健康，グルメ情報，食生活スタイルの話題がテレビ，新聞，雑誌でとりあげられない日はありません．人々の食に対する関心はきわめて高いと思われます．しかし，一方では食の安定した供給，つまり自給率の問題も放置されたままで解決の糸口さえつかめません．食生活は豊かにみえますが，いつまでも食が自由に確保されるか足元が不安であるというのが，日本における食の現状です．

　このように日本の食の問題は大きく，かつ複雑です．また，こうした問題は独立したものではなく，相互に関係しあっているので，科学的な方法でそれぞれを，さらに互いの関連を明らかにし解決していくことが必要です．

　本書は学生のみなさんに，このような日本の食の状況を正しく知り，問題意識をもち，そしてそれを解決するにはどうしたらよいのかを，学んでいただくためにつくったものです．そのため"最もわかりやすい本を"を大きな方針としてつくりました．その目的に沿うよう内容については，食と社会，食と健康，食と安全，食の魅力と現在注目を浴びている課題別にまとめました．

この分野に興味をもつ学生のみなさんおよび社会人の方にも，現在の日本の食を科学的立場から知るのに大いに役立ってほしいと願っています．

　本書は，日本大学の生物資源科学部から全学部の学生のみなさんを対象に，日本大学遠隔授業として発信された内容をもとにまとめたものであることを申しあげます．

　2008年5月

酒井健夫

上野川修一

目　　次

1. 日本の食を科学する……………………〔酒井健夫，上野川修一〕… 1
   1.1　食と社会　2
   1.2　食と健康　3
   1.3　食と安全　5
   1.4　食の魅力　6

I　食と社会

2. わが国の食料と食生活………………………………〔大賀圭治〕… 7
   2.1　食料消費構造の変化　7
   2.2　食の外部化　9
   2.3　食生活の変化と健康　11
   2.4　食　　育　15
   2.5　食料自給率の低下　16
   2.6　食料自給率の目標とその実現可能性　17

3. 食の生産と流通………………………………………〔盛田清秀〕… 20
   3.1　「食べ物」と「食べ方」の変化　20
   3.2　食料の生産と流通の流れ　21
   3.3　食の全体像をとらえる―フードシステムという考え方　26
   3.4　食を取りまく状況と現在の課題　28

II　食と健康

4. わが国の食と健康……………………………………〔上野川修一〕… 30
   4.1　食品成分と健康　30

4.2 食品の働きと健康　31
4.3 機能性食品　32
4.4 特定保健用食品　33
4.5 これからの日本人の食と健康　34

5. 食とアレルギー・感染症の予防 ……………………………〔細野　朗〕… 36
　5.1 免疫のしくみとアレルギー反応の関係　36
　5.2 腸管に存在するユニークな粘膜免疫のしくみとアレルギー制御・感染防御　39
　5.3 食品による免疫調節作用　41

6. 食と骨粗しょう症の予防 ………………………………〔熊谷日登美〕… 46
　6.1 骨　46
　6.2 骨粗しょう症　47
　6.3 カルシウム　48
　6.4 ビタミンD　52
　6.5 イソフラボン　53
　6.6 ビタミンK　54

7. 食とがんの予防………………………………………〔関　泰一郎〕…57
　7.1 がんと生活習慣病　57
　7.2 わが国におけるがんの特徴　59
　7.3 がんを起こすための変異―細胞のがん化　60
　7.4 がん遺伝子の異常　60
　7.5 発がんと遺伝子の異常　61
　7.6 がんの特徴　63
　7.7 がんの予防　63
　7.8 がんと食品成分　64
　7.9 バランスのとれた食事によるがんの予防―実践とがん研究の方向性　66

III 食と安全

8. わが国の食の安全性 ……………………………〔酒井健夫〕… 68
  8.1 食の安全性に影響する社会の要因　69
  8.2 食品を原因とする疾患とその危険性　70
  8.3 食品の安全性確保に向けた行政対応　73
  8.4 食の安全性に対する国民の期待　75

9. 食中毒とその予防 ………………………………〔丸山総一〕… 77
  9.1 食中毒とは　78
  9.2 日本の食中毒の特徴　78
  9.3 細菌性食中毒の作用機序別分類　80
  9.4 細菌性食中毒の症状別分類　80
  9.5 わが国の代表的な細菌性食中毒　81
  9.6 食中毒予防上のポイント　87

10. 食を取りまく化学物質の安全対策………………〔松藤　寛〕… 89
  10.1 食を取りまく化学物質　89
  10.2 リスク分析　90
  10.3 消費者と科学者，行政との考え方の違い　91
  10.4 食品添加物の安全対策　91
  10.5 農薬の安全対策　95
  10.6 その他の食の安全を脅かす化学物質の安全対策　96
  10.7 これからの食の安全　98

IV 食の魅力

11. 日本人の好きなもの ……………………………〔森永　康〕… 101
  11.1 日本の食の特徴　101
  11.2 多彩で新鮮な食材が生み出した「すし」　102
  11.3 中国の食文化と日本の「だし」の出会いが生んだ「ラーメン」　103
  11.4 西洋料理と似て非なる日本の発明「カレーライス」　105

12. 魚の魅力 〔望月　篤〕… 107
　12.1　食品としての魚　107
　12.2　日本人の健康を支える魚介類　107
　12.3　栄養所要量と食生活　109
　12.4　魚介類と健康　110
　12.5　海藻と健康　110
　12.6　海藻の生理活性物質　111

13. フルーツの魅力 〔井上弘明〕… 117
　13.1　果実栽培の歴史　117
　13.2　果実の栄養成分　118
　13.3　果実の機能性　120
　13.4　果実の機能性と効能　122

14. 発酵食品の魅力 〔森永　康〕… 127
　14.1　発酵食品の特長　127
　14.2　食品の保存性の向上　128
　14.3　食品の機能性の向上　129
　14.4　発酵食品のこれから―スローフードそしてLOHAS　137

15. ヨーグルトの魅力 〔増田哲也〕… 139
　15.1　ヨーグルトとは　139
　15.2　ヨーグルトの歴史　140
　15.3　いろいろなヨーグルトとつくり方　141
　15.4　ヨーグルトの成分と栄養的価値　142
　15.5　ヨーグルトの生理機能　145
　15.6　機能性ヨーグルト　147

索　引 … 151

1 日本の食を科学する

　現在，日本人は豊かな食生活を営んでいます．日本の人口はおよそ1億であり，この1億人は年に1人当たり1t余の食を必要としています．大変な量といわざるを得ません．しかし，食生活スタイルの変化など社会的な変化から現在の日本はこれを自給することは不可能な状態にあります．

　また，食は私たちのからだの細胞をつくり，からだを動かすエネルギー源になっています．このように私たちの生命の維持に食は不可欠であり，からだを健常に保つ働きがあります．

　そして，私たちが健康に生きていくためには安全な食物が必要です．

　また，私たちは限られた食の供給量のなかで，より自分の好みにあった魅力ある食物を選び，それを口にしたとき，このうえない幸福を感じます．

　このように，食と社会との関わり，食と健康，食と安全，食の魅力は，私たちが生きていくための最重要な課題であり，またそれぞれが環のように互いに

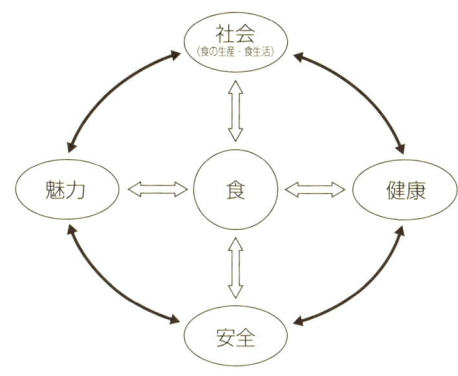

図1.1　食の環

関係しあっているのです（図1.1）．

以下にその内容の重要な点を述べておきます．

◆ 1.1 食 と 社 会 ◆

私たちは食について，その生産の状況や社会生活スタイルの変化などとの関連から総合的に考えるときがきています．

たとえば，食料自給率を例にとりましょう．食料自給率とは国内で消費される食料のうち，国内で生産されたものでまかなわれる割合を示したものですが，この自給率はオーストラリア，フランス，アメリカなどでは100%を超えていますが，わが国のそれは40%を割る状況です（図1.2）．先進国のなかでは際立って低いといわざるをえません．

自給率が下がった理由はさまざまあると考えられています．

たとえば，わが国では経済成長とともに食生活が変化し，米などの植物性食品の摂取が減少し，肉，乳などの動物性食品が大きく増加しています．

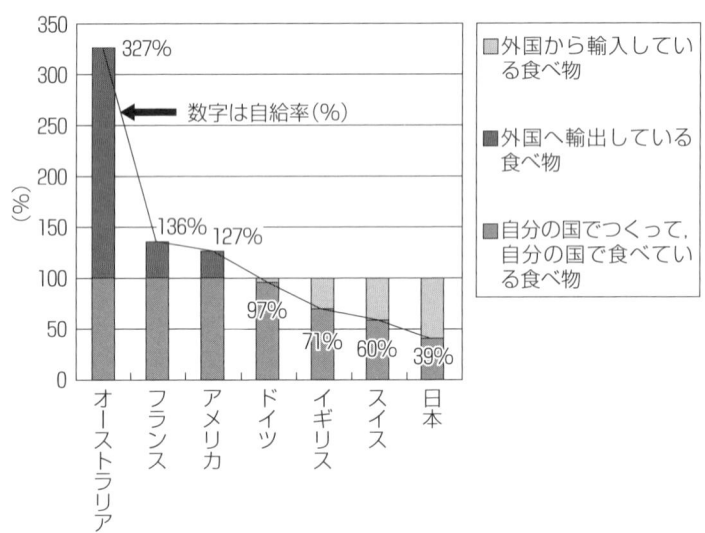

図1.2　各国の食料自給率（農林水産省）

これらは，より嗜好性の高い食を求めた結果であると考えられます．さらにこれに加えて外食産業も大きく成長し，食生活に大きな変化をもたらしました．

このような変化に対応して必要なものを生産する体制を整えることができなかったことが，自給率低下の主な理由と考えられます．

現在この自給率を上げるには，国内で生産できる食料を栄養面・品質面で優れたものにして，消費者にもっと積極的に利用してもらうこと，そして，さらに食料を生産できる場，つまり農地の拡大や有効利用が必要と考えられています．

いずれにしろ，食料自給の問題については，社会全体の問題として，さまざまな角度から総合的に検討を加え，国民が将来に対して不安を抱かない方策を確立することが急がれています．

◆ 1.2 食 と 健 康 ◆

私たちが自らの生命を維持するためには，からだをつくっている細胞を構成する物質，そしてからだを動かすための物質を補給しなければなりません．その役割を果たすのが食物です．

食物は図1.3に示しているように大きく分けて，タンパク質，脂質，糖質，ビタミン，ミネラルなどからなっています．

これらの成分はそれぞれ異なった働きをしています．その主な働きは次のよ

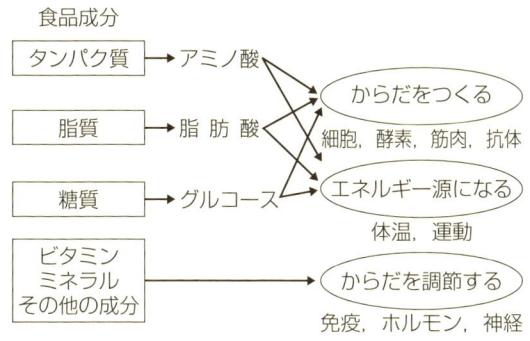

図1.3 食品の主な働き

うになります．タンパク質は，アミノ酸に分解され，これを材料にしてからだに必要なタンパク質につくり変えられ，またエネルギー源にもなります．

脂質からは脂肪酸が生じます．この脂肪酸はからだを構成する細胞をつくり動かすエネルギーをつくり出すのに利用されます．

また，糖質はグルコースに分解され，からだをつくること，そしてエネルギーをつくり出すのに利用されます．

ビタミンやミネラルは，からだが健康であるために細胞などを円滑に働かせるのに必要となります．以上のことを図1.3にまとめました．

一方，私たちが日常的にとる食物に目を転じれば，それぞれ食物の成分の量や種類は異なっています．したがって，どのような食物をとるかは，私たちの健康を大きく左右します．

そして，いま，日本人はこのような食と健康の問題について大きな関心を抱いています．いうまでもなく日本人の平均寿命は世界で最も高いレベルにあります（表1.1）．その背景には，この50年間の日本人の食生活における大きな変化があります．植物性の食品の摂取は減少し，動物性食品の摂取は急増しました．その結果，食品摂取におけるバランスがとれ，そして，それが健康を増進させる結果となったと考えられています．しかし，平均寿命はのびていることも確かですが，新しい疾病である生活習慣病が増加しています．生活習慣病とは，心臓病，脳卒中，糖尿病，がんなどの疾病で，これらの発症にはいずれも摂取食品の種類や量が関係するとされています．そうしたなかで，どのよう

表1.1 日本人の平均寿命（年）
（女性は世界一長寿である．）

	男	女
1955年	63.60	67.75
1965年	67.74	72.92
1975年	71.73	76.89
1985年	74.78	80.48
1998年	77.16	84.04
2007年	78.79	85.75

（厚生労働省）

な食品を摂取すれば生活習慣病を予防できるかについて，多くの事実が明らかとなり，生活習慣病などの対策の一環として，機能性食品や特定保健用食品が生まれています．食と健康に関しては現在その働きに関する科学的根拠が蓄積されつつあり，その情報をもとに食による健康増進は大いに推進されるときがきています．

◆ 1.3 食 と 安 全 ◆

食によって健康を増進せねばならないのですから，食によって健康を害するようなことがあってはなりません．食の安全も現在国民の大きな関心の的です．

毎年発生するさまざまな食中毒，生産の際に利用される農薬の食品への残留問題，そして，国民の食の安全への関心を高めた狂牛病問題，そして死者まで出した大腸菌 O 157 問題，遺伝子組換え食品問題，そして鳥インフルエンザ問題など，食の安全に"科学"が必要なことを示す重要な事例が多くあります（図1.4）．

さらに，法令遵守の点から消費期限・賞味期限の表示違反の問題も大きな問題となりました．

さらに，これらに共通して提起されるのは「安全と安心」の関係です．科学的に実証された「安全」も，国民が納得する「安心」が得られなければ真の食の安全は得られないからです．食の安全は奥の深い重要課題です．

```
・食中毒              ・遺伝子組換え食品
・農薬・食品添加物     ・鳥インフルエンザ
・狂牛病（BSE）       ・トランス脂肪酸
・O157大腸菌          ・表示
```

△安全と安心の問題

図1.4　食の安全

◆ 1.4 食 の 魅 力 ◆

　食を楽しむことも，生きていくうえで重要です．食物にはさまざまな成分が含まれており，含まれている成分から私たちは独特の味，香，そして食感を得ることができます．その刺激は脳に伝わり，幸福を感じます．食物は生命を維持するために決定的に重要ですが，さらに充実した食生活を送るには，この満足感も大切です．

　長い人類の歴史のなかで食の確保は最重要課題でした．しかし，その後，満足感を得るための試行錯誤が続き，現在では選び抜かれた魅力のある食物，料理が多く存在しています．そして，なぜ人類が特定なものに魅力を感じるかについての科学も大いに進んでいます．健康に役立ち，安全でそして魅力あるおいしい食を十分量，自給できるような社会をつくっていくための"食の科学"がいま日本に求められています．

　以上のように本書は，現在の日本の食の状況をわかりやすく，かつ科学的に述べたものです．ここで提起している食の課題が21世紀において日本の未来を左右する重要な課題となることと確信しています．筆者らは1人でも多くの若い方々が本書を手にとり，日本の食についての深い理解を得られんことを期待してやみません．

〔酒井健夫，上野川修一〕

I 食と社会

2 わが国の食料と食生活

　わが国は，1960年代の高度経済成長期を中心とした所得の向上，都市への人口集中や人口の増加などを背景として，食料需要の増大と食生活の高度化・多様化が進行し，今日では飽食ともいわれるように食の豊かさを享受しています．その一方で，国民の健康増進と深い関わりがある食生活の乱れ，食料の生産から消費に至るフードシステム（第3章参照）の対応が遅れ，食料自給率の低下などの問題が生じています．このような状況をふまえ，この章では，食料消費や食生活について，少子高齢化の観点もふまえて現状を整理するとともに，食育，地産地消，食料自給率の向上の取組みの現状と課題について明らかにします．

◆ 2.1 食料消費構造の変化 ◆

　日本は温帯モンスーン地域に属し，夏は高温多湿，冬は冷涼乾燥の気候帯にあり，四季の変化に応じて多種類の植物が生育しています．日本人はこれらの植物資源のなかから最も有用な植物を食料として利用し，米を主体とした食生活を定着させてきました．

　日本の米の生産量は明治前期の約400万tから，1920年には913万tへと約2.3倍に増加したにもかかわらず，戦前期を通じて日本は常に米不足の状況にあり，1918年には米騒動が発生しています．わが国が需要を上回る米の生産をようやく達成するのは，1960年代末になり，米が所得の上昇に伴い減少する，つまり商品としては劣等財となってからです．第二次世界大戦後，経済の高度成長による国民所得の上昇に伴い，日本の食生活の構造が大きく変化し

ました．

わが国の食料消費は，1960年代の高度経済成長期以降の国民所得の伸びなどを背景に，量的な拡大とともに食生活の多様化が進展し，消費品目も大きく変化してきました．米の消費量は1人当たりでは1962年，総消費量では1963年をピークにして大幅に減少しました．このため米は不足状況から一転して過剰となり，1969年から米の生産調整が導入され，水田に他の作物を作付けする「転作」が推進されることとなりました．

米の消費量が減少する一方で，畜産物，野菜，果実などの消費量は増大しました（表2.1）．2006年度の国民1人当たりの品目別消費量は，1960年度と比べ，肉類や牛乳・乳製品を含む畜産物は4.3倍，油脂類は3.1倍に増加しています．特に，畜産物の消費量増大は飼料穀物の輸入増大となり，海外の資源に依存した食料供給の構造になっています．

食料消費の品目別構成の変化を，長期的な国民1人当たり供給熱量の構成比の変化でみると（図2.1），米消費の減少と畜産物・油脂類の増加が顕著と

表2.1 1人1日当たり品目別食料消費量の変化（単位：グラム/日）

	1960年度 A	1970年度	1980年度	1990年度	2000年度	2006年度 B	A/B 倍
米	314.9	260.4	216.2	191.9	177.0	167.3	0.53
小麦	70.6	84.3	88.3	86.9	89.2	87.1	1.23
イモ類	81.0	44.2	47.3	56.4	57.8	53.2	0.66
豆類	27.7	27.7	23.3	25.2	24.8	25.3	0.91
野菜	273.1	316.3	309.4	297.0	280.6	259.8	0.95
果物	61.2	104.3	106.3	106.3	113.8	108.0	1.76
牛肉	3.1	5.9	9.6	15.0	20.7	15.2	4.90
豚肉	3.1	14.4	26.4	28.3	29.2	31.5	10.16
鶏肉	2.3	10.1	21.1	25.9	28.0	29.1	12.65
鶏卵	17.2	39.8	39.2	46.3	46.5	45.4	2.64
牛乳・乳製品	60.9	137.2	179.0	228.0	258.2	252.7	4.15
魚介類	76.1	86.5	95.3	102.8	101.8	88.8	1.17
砂糖類	41.2	73.8	63.9	59.7	55.4	53.4	1.30
油脂類	11.8	24.5	34.5	38.9	41.5	39.9	3.38

1. この表における食料消費量とは「食料需給表」における品目別供給純食料消費量である．
2. 牛乳・乳製品は生乳換算量である．
（農林水産省：「食料需給表」より作成）

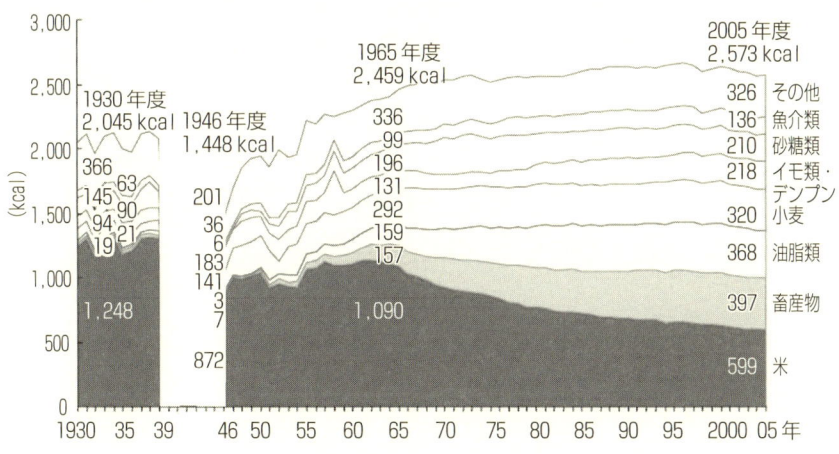

図 2.1 食料消費品目別の供給熱量構成の変化

1940〜45年度については不明.
(資料:農林水産省「食料需給表」,農林水産省:「我が国における食料需給の現状と見通し」, p.3, 2007年より作成)

なっています.米の全供給熱量に占める割合は,1965年度の44%から2005年度の23%に減少,畜産物・油脂類の合計が全供給熱量に占める割合は1965年度の13%から2005年度の30%に増加しています.また,畜産物・油脂類の国内生産に必要な飼料穀物(トウモロコシなど)や油糧種子(大豆など)の需要増加に起因して,輸入が増加した部分が大きくなっています.

畜産物とともにわが国の重要なタンパク質食料の供給源であった水産物も海外に依存する比率を高め,いまやわが国は世界の水産物輸入額の約3分の1を占める世界第1位の輸入国となっています.

◆ 2.2 食 の 外 部 化 ◆

食料の消費品目の変化は,1960年代から1970年代にかけての農産物輸入の増大や輸入品目の変化とも関連しています.この時期,果実や肉類などの輸入が大きく上昇しており,また,円高の進展による輸入農産物の価格低下などの影響を受け,冷凍調理食品や惣菜といった食品の製造業や外食産業が大きく成

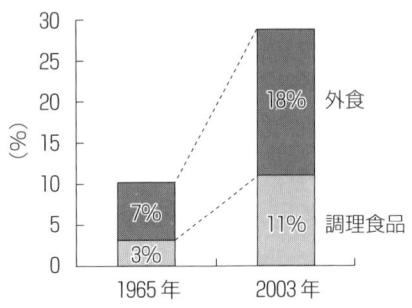

図 2.2 家計の飲食費に占める外食と調理食品の割合
（資料：総理府「家計調査」，農林水産省：「我が国における食料需給の現状と見通し」，p.8，2007年より作成）

長しており，食の外部化が進展しました（図2.2）．

　国民の1日の時間配分をみると，仕事，家事といった拘束時間が縮小し，レジャー，教養といった自由時間が拡大しており，個人の自由，やりがい，生きがいを重視する方向へと変化しています．また，女性の社会進出の進展により，夫婦共働き世帯数が増加し，近年では，夫のみが有業の世帯数を上回っています．夫婦共働き世帯では，夫のみが有業の世帯に比べ，可処分所得が多くなり，経済的なゆとりがあります．

　このような世帯構造の変化や所得水準の向上は，ライフスタイル，特に国民の食事スタイルにも大きな影響を及ぼします．食事の支度・片付けの簡便化，時間の短縮化を求める動きや，可処分所得の増加によって，家計における外食や調理食品の利用が増加し，食の外部化が進展しました．また，美食志向の増大や多様な料理を楽しむというレジャーや娯楽の一環として外食が定着しました．単身世帯では，友人や同僚などとの交際や美食志向などから外食する傾向がみられ，男女ともに年齢が低い階層ほど外食への支出割合が高くなっています．今後，単身世帯数は，高齢単身世帯を中心に一層増加することが見込まれており，わが国における食の外部化はさらに進展すると考えられます．

　わが国は，飽食ともいうべき豊かな食生活を享受するなかで，鮮度の保持などに対する強いこだわり，これらに対応した食品産業における廃棄や売れ残りを前提とした仕入れなどの影響もあり，食品の廃棄や食べ残しなどの，いわゆ

る食品ロスの大量発生が問題となっています．食品の製造，流通，販売，消費などの各段階で発生する食品廃棄物は約2,200万tにのぼると推計されています（環境省「産業廃棄物排出・処理状況調査報告書」平成17年度）．このような大量の食品ロスは，食料資源の有効利用，環境への負荷の低減，ひいては社会経済全体のコストの低減などの観点から問題であることから，これら各段階における取組みや家庭をはじめとした国民の意識と購買行動の改善を進めていくことが重要となっています．

◆ 2.3 食生活の変化と健康 ◆

わが国は1980年代の半ば以来，世界一の寿命を誇っています（表2.2）．平均寿命は明治，大正時代は42～43歳，戦前ようやく50余歳でしたが，戦後，経済力の発展とともに平均寿命ものびてきました．平均寿命がのびてきたことは医学の発達にほかなりませんが，同時に衛生と栄養の改善が関与したことは間違いありません．日本における生活改善（衛生・栄養の改善）とあわせて，現在の食生活が世界的にみても健康的であることについて欧米諸国も認めています[1]．

1977年にアメリカ上院の特別委員会が発表した「アメリカ人の食事目標」（マクガバン報告）は公的機関として初めて，望ましい食事栄養のあり方についてPFCバランスという明確な数字を示しました．日本人の食生活は，1980年頃には，平均的にみればこの望ましいPFCバランスにほぼ一致しており，このことが日本が世界一の長寿国であることとあわせて日本食が健康的であるとの評判を高め，日本食が世界的に普及する大きな要因となっています．

欧米における豊かな食生活は，20世紀後半にようやく実現されたかにみえましたが，動物性脂肪にうま味を求めた食事は，加齢に伴って循環器の機能障害など，保健上最も懸念される成人病の要因となりがちであることが明らかにされました[2]．一般的に欧米では心筋梗塞が多く，わが国ではこれまで少なかったのですが，世界保健機関（WHO）の協力を得た調査によれば，これは米を主食にした食生活によると指摘されています．調査では，米を主食としている米食文化圏とそれ以外の非米食文化圏に区分し，心筋梗塞の死亡率を比較

表 2.2 平均寿命の国際比較（単位：年）

	男女平均		男		女		データ年
	平均寿命	順位	平均寿命	順位	平均寿命	順位	
日本	82.1	1	78.6	1	85.6	1	2004
アイスランド	80.7	2	78.8	2	82.6	6	2001〜2004
スイス	80.5	3	77.9	4	83.0	3	2003
スウェーデン	80.3	4	78.1	3	82.5	7	2004
スペイン	80.3	5	76.9	11	83.6	2	2003
イタリア	80.0	6	77.0	8	82.9	5	2002
フランス	79.9	7	76.8	12	83.0	3	2002
ノルウェー	79.9	8	77.5	5	82.3	8	2002
オーストラリア	79.7	9	77.4	6	82.0	10	2002
カナダ	79.6	10	77.0	8	82.1	9	2001
シンガポール	79.4	11	77.4	6	81.3	11	2004
ニュージーランド	79.3	12	77.0	8	81.3	11	2004
アメリカ	77.3		74.6		79.9		2002
イギリス	78.2		75.9		80.5		2001〜2003
ドイツ	78.5		75.6		81.3		2002〜2003
ロシア	65.4		58.8		72.0		2003
メキシコ	75.2		72.7		77.6		2004
ブラジル	71.1		67.3		74.9		2002
中国	71.5		69.6		73.3		2000
インドネシア	62.8		61.0		64.6		1990〜1995
インド	61.1		60.4		61.8		1993〜1997
ナイジェリア	52.1		52.0		52.2		2000〜2004

資料にある 29 カ国の男女平均寿命の上位 12 カ国のほか，二重線以下に主要 10 カ国のデータを示した．
（厚生労働省：「日本人の平均余命 平成 16 年簡易生命表」より作成）

してみると，非米食文化圏が米食文化圏に比べて肥満も高脂血症も多く心筋梗塞の死亡率は 5 倍近く高いことがわかりました[3]．わが国では，米を中心とした食生活が行われてきました．このことが，わが国が世界一の寿命と健康寿命を誇っている一因と考えることができます．

わが国の食生活の内容を欧米諸国と比較してみると，国民の所得水準に比してカロリー水準が低く，そのなかでデンプン質比率が高いこと，動物性タンパク質と植物性タンパク質の割合がほぼ半々であって，しかも動物性タンパク質のうち水産物の割合が高いなどの特徴があります．

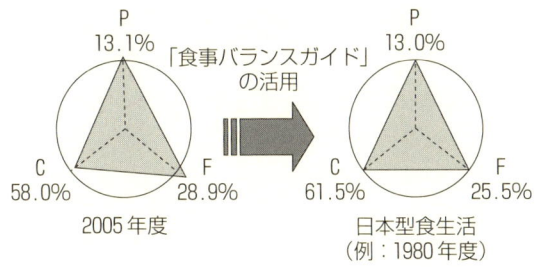

図 2.3 日本の食生活の PFC バランスと「日本型食生活」
(資料：農林水産省：「食料需給表」．農林水産省：「平成 18 年度食料・農業・農村の動向」，p. 67 より作成)

主要国の食生活について，供給熱量の栄養素別比率の構成比（PFC バランス：P；タンパク質，F；脂質，C；炭水化物）を比較すると，フランス，アメリカなどの欧米諸国では，肉類，牛乳・乳製品，油脂類の消費が多いことを反映し，脂質が 4 割程度を占めています．一方，ベトナム，タイ，インドなどのアジア諸国では，炭水化物が 7 割程度を占めます．わが国では，脂質の割合が 3 割程度まで増加しており，PFC バランスは欧米に近づきつつあります（図 2.3）．また，中国も近年，経済発展に伴う食生活の多様化などにより，脂質の割合が大きく増加し，わが国と似た PFC バランスとなっています．

日本の食生活は，米，野菜，魚，大豆を中心とした伝統的な食生活のパターンに，肉類，牛乳・乳製品，鶏卵，油脂，果実が加わってきたもので，欧米諸国とは異なる「日本型食生活」ともいうべき特色ある食生活パターンを形づくってきました．

政府はこれを，栄養構成面からみても，欧米諸国に比べ，デンプン質，タンパク質，脂質のバランスがとれた健康的で豊かな食生活と評価し，その定着・促進を図ってきました．いずれの国，いずれの地域においても伝統的食生活といわれるものは，それぞれの国，地域の風土に適した農水産物の消費を根底においたものであり，自給的食生活ということができます．わが国における戦後の食生活の変化は，伝統的食生活からみれば欧風化でしたが，所得水準が欧米諸国並みにまで上昇した現状において，なお，米を中心とする伝統的食生活が根強く残存しています．文化の一面である食生活が所得水準と同じテンポで欧

米のそれに接近するわけではありません．「日本型食生活」の唱導は，一面で日本人のアイデンティティの確認というナショナリズムの表れですが，他面では，米の消費減退に集中的に示されるような，国民の食料消費と国内の農業生産の乖離が進行し，国産食料のウェイトがますます低下することに対する食料関係者の危機意識の表れです[4)]．

　1960年頃まで病気といえば伝染病であり，それは衛生の改善と医薬の発達によって解決されました．ところが，現代の病気の多くは，いわゆる生活習慣病です．生活習慣病の治療は，薬物の投与や手術によっても完治することはむずかしく，その予防と回復のためには，合理的な食生活（栄養摂取）と適度の運動が大事だといわれます．

　肥満は，生活習慣病の主な原因となることが認められており，健康寿命をおびやかす危険因子です．世界の栄養不足人口が8億人以上となる一方，「太りすぎ」と推計される人口は，10億人以上にのぼると世界保健機関（WHO）により報告されています．わが国では，ライフスタイルの変化とも関係しながら，食習慣の乱れや運動不足などによる生活習慣病が増加してきました．わが国の死亡原因の6割が生活習慣病に起因し，健康寿命の延伸を妨げる「寝たきり」の原因は，その3割以上が，生活習慣病の一つである脳血管疾患（脳梗塞や脳出血など脳の血管がつまったり破れたりして起こる病気）となっています．

　特に最近では，メタボリックシンドローム（内臓脂肪症候群）が問題視されるようになっています．肥満やメタボリックシンドロームの予防には個人の運動習慣，食習慣の改善が重要だといわれています．国民が健康で充実した生活を送り，健康寿命をのばすためには，野菜の摂取不足，食塩・脂肪のとりすぎなどの食生活上の問題を改善することが重要です．

　食生活は，個人の自由な選択にゆだねられ，政府が国民の食生活を指導したり，干渉したりすることは考えられないことでした．しかし，日本では，1980年代以降，PFCバランスや減塩食，カルシウム摂取の問題が取り上げられ，食生活の指針など政府の栄養や食事指導が盛んに行われるようになり，「日本型食生活」が推進されています．

　望ましい食生活の実現は，国民の心身の健康につながり，わが国の社会全体

の活力を高める基本となるものです．「日本型食生活」は，栄養的にみて「望ましい食生活」というだけでなく，生活習慣病の予防という医学的な意味でも「望ましい食生活」なのです．

◆ 2.4 食　　育 ◆

　自分の健康を守るためには知識により武装をしなければなりません[5]．現在の食事や食生活について，多くの人が，問題があると考え，食生活の改善意欲など，食育に関心を示しています．このため，わが国では，2005年6月に食育基本法が定められ，その前文で食育を「食」に関する知識と「食」を選択する力を習得し，健全な食生活を実践することができる人間を育てることとしました．政府は食育の推進を図るための食育推進基本計画を2006年3月に策定し，具体的な目標を掲げて，多様な関係者が連携・協力しながら，国民運動として食育を推進することとしています．

　わが国では，食生活の改善や健康増進に向け，2000年に決定した「食生活指針」を具体的な行動に結びつけるものとして，食事の望ましい組み合わせやおおよその量を簡単に把握できる「食事バランスガイド」を2005年6月に厚生労働省と農林水産省で決定しました．

　1970年頃には栄養バランスに優れた「日本型食生活」が日本人全体の平均値でみれば実現していました．「日本型食生活」は，日本の気候風土に適した米を中心に多様な主菜や副菜などから構成され，さらに地域の食文化継承などを目的に，地域の農水産物を使用した郷土食を盛り込んで，日本各地で，地域版「食事バランスガイド」を作成・活用する取組みも行われてきました．

　「日本型食生活」は，最近の日本食ブームにみられるように，世界から注目される優れた食生活といえます．多くの人々が栄養バランスに優れた「日本型食生活」を実践し，伝統ある食文化を実感することで，食料自給率の向上や食文化の継承につながることが期待されています．

◆ **2.5 食料自給率の低下** ◆

わが国は，先進国のなかで長期的に食料自給率を低下させてきた唯一の国です．食料の総合自給率には，重量をベースとした品目別自給率・穀物自給率・主食用穀物自給率とカロリーベースの供給熱量ベース総合食料自給率，金額ベースの総合食料自給率などがあります．異なった品目を総合した食料自給率を計算するためには，何らかの共通の尺度で測らなければなりません．近年は

表 2.3　日本の食料自給率の推移（単位：％）

		1965 年度	1975 年度	1985 年度	1995 年度	2006 年度 (暫定値)
主要農林水産物の品目別自給率	米	95	110	107	104	94
	小麦	28	4	14	7	13
	豆類	25	9	8	5	7
	野菜	100	99	95	85	79
	果実	90	84	77	49	39
	鶏卵	100	97	98	96	95
	牛乳・乳製品	86	81	85	72	66
	肉類（鯨肉を除く）	90	77	81	57	55
	砂糖類	31	15	33	31	32
	魚介類	100	99	93	57	52
	油脂類	31	23	32	15	13
穀物（食用＋飼料用）自給率		62	40	31	30	27
主食用穀物自給率		80	69	69	64	60
供給熱量ベース総合食料自給率		73	54	53	43	39
金額ベース総合食料自給率		86	83	82	74	68
飼料自給率		55	34	27	26	25

1. 品目別自給率，主食用穀物自給率，穀物自給率は，国内生産量/国内消費仕向け量×100 によって計算される重量の比率である．
2. 穀物は，米，麦類，トウモロコシ，その他の雑穀の合計で飼料用を含む．
3. 主食用穀物は穀物のうち米および麦類の合計から飼料用をのぞいたものである．
4. 供給熱量総合自給率は最も基礎的な栄養であるエネルギーベースの総合自給率であり，国内生産の食料の総カロリー/国内消費仕向けの総カロリー×100 で計算される．
5. 金額ベース総合食料自給率は，卸売り金額に換算した総合自給率であり，国内生産の食料の総金額/国内消費仕向けの総金額×100 で計算される．

（農林水産省：「食料需給表」より作成）

自給率についての国民的関心が，主として国民の基礎的生活物資としての食料の国内供給力に向けられていることから，農業白書では食料の栄養的価値の基礎となる熱量を尺度とする「供給熱量（カロリー）ベースの自給率」を使うようになってきました．わが国の供給熱量自給率は表2.3にみるように1965年度の73％から1985年度の53％，2006年度の39％へと低下してきました．穀物自給率（食用と飼料用を含む：重量ベース）は1965年度の62％から1985年度の31％，2006年度の27％となっています．

こうした食料自給率の低下要因について，米の消費が減少する一方，国土条件の制約の下で輸入飼料穀物や輸入油糧種子に依存せざるをえない畜産物，油脂類の消費が増加したことなど，わが国の食生活が大きく変化したことが長期的な自給率低下の大きな要因です．総合食料自給率は，相対的に自給率の低い農産物の需要量のウェイトが増大すれば，仮に個々の農産物の自給率に変化がない場合でも減少します．特に畜産物については，供給熱量自給率の計算では畜産物の国内供給カロリーに飼料自給率を乗じており，畜産物需要のウェイトの増大は供給熱量自給率の減少要因となります．長期的にみると，供給熱量ベースの総合食料自給率の低下の寄与率の約3分の2が食生活の変化に起因するものです．

しかし，1985年頃を転換点として，米の消費の減少，畜産物および油脂類の消費の増加率が鈍化する一方，国内生産量が減少傾向で推移しており，1980年代後半以降の自給率低下の要因としては，国内生産量の減少が大きくなっています．

わが国の総合食料自給率の低下は第1に小麦，大豆，野菜，果実，畜産物，油脂など砂糖類を除くほとんど全品目に及ぶ品目別の自給率の低下と，第2に相対的に自給率の低い砂糖類，油脂類や飼料自給率を考慮すると相対的に低い熱量自給率となる畜産物の総供給熱量に占めるウェイトの高まりとの2重の効果によって低下してきたのです．

◆◇ 2.6 食料自給率の目標とその実現可能性 ◇◆

政府は1999年に成立した新食料・農業・農村基本法に基づき，2005年3月

表 2.4 食料自給率の目標（単位：％）

	基準年次 2003 年度	目標年次 2015 年度	参考 2006 年度
供給熱量ベースの総合食料自給率	40	45	40
生産額ベースの総合食料自給率	70	76	69
主食用穀物自給率	60	63	61
飼料を含む穀物全体の自給率	27	30	28
飼料自給率	24	35	25

（農林水産省：「食料・農業・農村基本計画」（2005 年 3 月策定）より作成）

に策定された食料・農業・農村基本計画において，基本的には食料自給率を向上させるという考え方のもとに，2015年度を目標年次として，自給率の目標設定を行っています．計画によれば2003年度を基準年次として，2015年度の目標年次において，供給熱量ベースの総合食料自給率は40％から45％へプラス5％，生産額ベースの総合食料自給率では70％から76％へプラス6％，穀物自給率では27％から30％へプラス3％に設定されており，一見，実現可能とみえる目標数値です．

世界の食料需給はバイオマス燃料との競合などにより逼迫傾向を強め，不安定性を高めるなかで，政府・農林水産省は，食料自給率の具体的な数値目標を設定することにより，減少傾向を維持しつづける食料自給率の傾向を反転させたいという意欲を示したといえます．

しかし，この食料自給率は意欲的な努力目標であるとしても，その実現の可能性は，きわめてむずかしいと考えられます．特に，農産物貿易については世界貿易機関（WTO）などの場において市場開放と価格支持の削減を数量的に明示した国際約束をしています．つまり，個々の品目の自給率を実現する手段としての政策の選択の余地はほとんど残されていない目標といえます．

消費対策としては，適正な栄養バランスの実現，食料資源の有効利用・環境負荷の低減のため廃棄・食べ残しの減少，消費者・食品産業事業者による食生活の見直しなどがあげられています．日本型食生活は栄養的にみて望ましい食生活というだけでなく，生活習慣病の予防と回復にも望ましい食生活であり，同時に食料安全保障のための総合食料自給率低下をスローダウンさせ，さらにこれを逆に上昇させる可能性を開く効果ももっています． 〔大賀圭治〕

文　献

1) 東畑朝子：食料白書　食料消費構造の変化，食料・農業政策研究センター，1995.
2) 吉川誠次編著：食文化論，建帛社，1995.
3) 農林水産省：平成18年度食料・農業・農村白書，2007.
4) 大賀圭治ほか：食生活論（福場博保編），光生館，1987.
5) 戸田博愛：食文化の形成と農業，農山漁村文化協会，2001.

I 食と社会

食の生産と流通

　この章では，大きく変化しつつある私たちの食の生産と流通について述べます．農業や漁業を通じて生産された食材は，生鮮品として家庭で調理され食卓にのぼり，あるいは冷凍食品やレトルト食品などの加工食品という姿で，さらに惣菜・弁当やレストランでの食事となって私たちの食を構成します．これらについて，フードシステムという考え方に基づいて述べたいと思います．フードシステムとは食材の生産から流通，加工，調理を通して消費に至る食の全体をトータルにとらえ，その実態や変化を理解しようとする考え方です．以下，この考え方に基づき，生産，流通を通した食の全体像を示すこととします．

◆ 3.1 「食べ物」と「食べ方」の変化 ◆

　前章で食べ物の変化について述べました．しかし，私たちの食生活にはもう一つの変化が起きています．それは「何を食べているか」，ということに加えて「どのように食べているか」という面での変化です．以前のように，家庭で調理した食を消費するという食スタイルはもちろんいまでも一般的ですが，ハンバーガーチェーン，牛丼チェーンなどファーストフードや，ファミリーレストランなどレストランでの外食の機会が大きく増えました．これに加えて近年では，惣菜・弁当チェーンやコンビニエンス・ストアなどで購入する惣菜や弁当などの中食（「なかしょく」と読むことが多い）が伸びています．これらに対して家庭での調理による食を「内食」ということもあります．いずれにせよ外食と中食の増加を「食の外部化」といいますが，これはアメリカでもみられる傾向で，外食産業や中食産業の発達と歩調をあわせた動きです．

食の外部化の進行とともに，家庭での食もまた生鮮食品中心から加工食品依存への変化が進行し，簡便化といわれる傾向が進んでいます．これもまたインスタント食品やレトルト食品の開発などに代表される食品製造業における技術革新，食品流通業でのコールドチェーンとよばれる低温流通システムの構築が可能にしたことです．しかし，食べ方の変化はその一方で，家庭内の一人きりでの食である個食（孤食）の拡大をもたらし，食を通じた家族間のコミュニケーションの欠如という新たな課題の発生につながっています．

◆ 3.2 食料の生産と流通の流れ ◆

a. 食料の生産

食料の生産に関係する産業としては，農林水産業と食品製造業があります．農林水産業では主食である米や小麦に加え，肉類や牛乳，野菜や果実，キノコ類や魚介類などの生鮮食品を生産し，消費者に届けています．しかしながら，農林水産業で生産された農林水産物のうち，食卓にそのままの形でのぼるものは米，生鮮野菜や果実，キノコ類，魚介類の一部にすぎません．小麦は製粉されて小麦粉となり，さらにパンやめん，菓子・ケーキなどに加工されて消費者のもとに届きます．また肉類は精肉として販売される以前に食肉加工の工程がありますし，ハムやソーセージなどに加工されます．農場で生産された牛乳もそのまま家庭に届くのではなく，殺菌・均質化されていますし，実は米も脱穀→玄米→精米という加工工程を経たものが販売されています．その他多くの食材も冷凍食品や缶詰，レトルト食品や即席タイプの食品に加工されて食卓に届くことがむしろ普通となっています．こうして食品製造業が食料生産のもう一つの大切な産業となっていますし，私たちの食生活においてその重要性は一貫して高まっているといえます．

しかし，食生活の変化を受けて農林水産業は20世紀の後半に大きく変化し，農林水産業の産業としての基盤がゆらぎ，また従事者の高齢化は顕著です．産業規模の推移を示す指標として1995年度と2003年度の国内総生産を比較すると，全産業では500兆円から494兆円へと1.2％減少したのに対し，農業は8兆1,874億円から6兆3,744億円へ22.1％減，キノコなどの林産物は1,196

億円から867億円へ27.5％減，漁業は1兆3,015億円から8,948億円へ31.2％減と大きく後退しています．このような産業の衰退とともに従事者の高齢化（このことを「担い手の高齢化」といいます）が進んでいます．農業就業人口（販売農家）は2005年現在で335万人ですが，65歳以上の割合は58％にも達します．また漁業では，2003年の漁業就業者（男性）19.9万人のうち65歳以上の割合は34％となっており，農業よりは高齢化率は低いのですが担い手の確保が大きな問題となっています．

また日本の農業は経営規模が小さいことが指摘されています．表3.1は20世紀後半の50年間の，農家数や耕地面積，平均経営面積の変化を示しています．北海道では農家数が大きく減り，反対に耕地が開拓などによって増えた結果，平均規模が3.0haから14.3haに大きく拡大しました．しかし北海道以外の都府県は，農家数は半分になっていますが同時に耕地が宅地化や耕作放棄などによって減少した結果，平均規模がほとんど変化していないことがわかります．このことから耕地面積の面からみた日本農業の規模拡大は，北海道以外では進まなかったことがわかります．このような農業の現状は，生産性を上げて米や麦類などの生産コストを引き下げることや農業での所得確保がむずかしいことを示しています．農業の高齢化や担い手の確保がむずかしいことの背景には，農業の低い収益性すなわち十分な所得が得られないことがあるのです．

食の生産に従事するもう一つの重要な産業である食品製造業は，時に「1割産業」といわれますが，これは産業規模を表しています．すなわち，わが国の製造業全体に対して食品製造業は，出荷額をはじめとして従業員数，事業所数で1割ないしそれを若干上回る割合を維持しています．また食品製造業は地方

表3.1 農業構造の変化（1950年→2000年）

	都府県		北海道	
	1950年	2000年	1950年	2000年
総農家数（万戸）	593 (100)	305 (51)	25 (100)	7 (28)
経営耕地面積（万ha）	435 (100)	289 (66)	74 (100)	100 (135)
平均経営耕地面積（ha）	0.73	0.95	3.0	14.3

総農家数，経営耕地面積のカッコ内は1950年を100とする指数．
（資料：農業センサス）

経済において重要な地位を占めています．表3.2は飲食料品製造業が出荷額でみて上位3位に入る道府県を示しています．全国ベースでも飲食料品出荷額は部門別の第2位なのですが，多くの道府県で3位までに飲食料品が入っていることが示されています．特に北海道，東北，九州などを中心とする11道府県では第1位の地位を占めています．食品製造業はビール，インスタント・コーヒー，カレールウなど比較的歴史の新しい食品では寡占化が進んでいますが，清酒，しょうゆ，みそなどの伝統食品では地場の中小企業が活発な生産を行っており，また歴史がそれほど古くなくてもハム・ソーセージ，飲用牛乳などでは少数の大企業と並んで，地元で生産される原料を用いた中小企業による生産も盛んです．このように食品製造業は大企業と中小企業が併存していることが産業的特徴の一つです．食品製造業は農林水産業で生産された食材を加工していますが，野菜や果実をはじめとする国産農林水産物の利用は減少傾向にあり，代わって輸入原料への依存が進んでいます．このことも国内農林水産業の縮小をもたらす理由の一つとなっています．

b．食料の流通

食料の流通構造も第二次世界大戦後，大きな変化に直面しました．食品流通業は食品卸売業と食品小売業からなりますが，最も大きな変化は食品小売業で起きました．それは食品流通が，八百屋，魚屋や零細な食料品専門小売店から

表3.2 飲食料品製造業が出荷額上位にある道府県（2004年）

1位		2位		3位	
11道府県		13県		6県	
北海道 (41.1)	青森 (27.8)	秋田 (10.3)	福島 (13.6)	山形 (10.9)	埼玉 (10.4)
岩手 (21.1)	宮城 (22.1)	茨城 (14.9)	栃木 (13.8)	千葉 (13.5)	奈良 (10.7)
新潟 (14.1)	京都 (22.3)	群馬 (13.2)	石川 (15.1)	愛媛 (11.2)	長崎 (19.1)
香川 (18.7)	佐賀 (21.5)	静岡 (12.4)	兵庫 (13.9)		
宮崎 (29.6)	鹿児島 (50.7)	鳥取 (22.5)	徳島 (15.9)		
沖縄 (42.0)		高知 (15.4)	福岡 (18.8)		
		熊本 (17.2)			

カッコ内の数字は飲食料品製造業出荷額の道府県別シェア（％）を示す．
（資料：食品産業センター「食品産業統計年報」，原資料は経済産業省「工業統計表」）

スーパーマーケット中心に変化したことです．消費者の食料品購入行動も，これら零細な食料品専門小売店を何軒かめぐって食材を購入する行動から，「ワンストップ・ショッピング」といわれる，大型のスーパーで加工食品を含む必要な食料品を一括して購入するという行動に変化しました．このような変化を支えたのは，1960年代から本格的に始まった大型スーパーや食品専門スーパーなど小売チェーンの全国展開です．これら小売チェーンは，大量購入・大量販売によって急速に食品流通の主導権をにぎり，それまでの食品メーカー主導の流通体系を流通業主導の流通体系に変え，価格交渉力でも優位な立場に立ち，豊富な品揃えと価格競争力によって零細な食料品専門小売店に急速にとって代わりました．また当初は生鮮食料品での競争力はそれほど強くありませんでしたが，卸売市場における相対取引や産地直送などの卸売市場外流通などによって生鮮食品の安定調達を図り，加工食品から生鮮食品に至るすべての食料品において優位に立つようになりました．

　このような流通の革新を支えたのが，コールドチェーンや温度帯別流通（常温，冷蔵，冷凍など温度帯別に分けた食品の流通方式）などの技術革新であり，またコンピュータシステムやネットワークなど情報技術の革新です．前者は生鮮食品や生鮮品に近い加工食品の鮮度保持に大きな効果を示しましたし，冷凍食品の普及にも貢献しました．また後者は数十万アイテムにも達する食品の発注・納品・在庫・精算業務を可能にし，大規模チェーンの全国展開を支えました．1970年代後半から始まるコンビニエンス・ストアのチェーン展開も，このような技術革新なくして十分な展開は考えられません．

　このような食品流通の変化のなかで，野菜，果実，水産物，畜産物など生鮮食品を扱う卸売市場流通は大きな変化に直面しています．卸売市場とは，法律に基づいて設置される生鮮食品の卸売取引のために開設される市場のことをいいますが，比較的卸売市場での取引割合が高かった野菜，果実，水産物でも傾向的に卸売市場経由の取引が低下しています．生鮮食品についてはスーパーマーケットや生協による産地との直接取引（産直），農家による直売所での販売，外食・中食企業とそれに結びついたカット野菜業者による産地からの直接調達など，卸売市場外の取引が増加傾向にあります．

　一方で，欧米と比べて日本の消費者の購買行動は買い物回数からみて頻度が

高く，それが一つの条件となって人口当たりの食品小売店数も多くなっています．同様に，食品小売業の上位5社の販売集中度について欧米と比べてみると，フランス，イギリス，ドイツでは60%以上であり，アメリカでは約40%であるのに対し，日本は17%と大きな差があります[1]．このような日本に特有な消費者行動や流通構造の特徴は，2000年代以降に起きた世界的小売チェーンの日本への進出の行方にも関連すると考えられます．

c. 外食産業の構造変化

食の外部化を支えたもう一つの産業が外食産業です．外食産業を構成するのは，食堂・レストラン，そば・うどん店，すし店，ハンバーガーや牛丼などのファーストフードに加え，旅館やホテルなどの飲食部門，学校や病院などの給食，さらには喫茶店・居酒屋・料亭など幅広い部門を含みます．外食産業は急速な伸びを示し，1980年の市場規模14.7兆円が1997年には29.1兆円に拡大しています．その後は長引く不況のために市場規模は縮小傾向にあり，2007年には24.3兆円となっていますが，産業規模としてみると決して小さい産業ではありません．このような外食産業に加え，「料理品小売業」と分類されている中食産業は一貫して順調な伸びを示し，1980年の1.6兆円が2007年には6.1兆円にまで拡大しています．食の外部化傾向は，このような外食産業と中食産業の両者の伸びと相伴って進んできたといえるのです．

外食産業がこのように発展したのは，消費者の食行動の変化に牽引されたことによりますが，それに加えて流通分野と同様に外食企業のチェーン展開やビジネス面での革新によるところも大きいといえます．マクドナルドやケンタッキー・フライドチキン，すかいらーくやロイヤルホストなどの外食チェーン企業は1970年代初めに多店舗展開を開始しています．またそれを支えたのがセントラル・キッチン（CK）とよばれる食材の集中前処理と各店舗への供給です．これによって全国どの店舗でも同じ味の料理が迅速に提供できるようになりましたし，マニュアルの整備とあわせてパート，アルバイトによる食事の提供，調理スペースの節減や客席の拡大，効率的店舗運営が可能となったのです．

◆ 3.3 食の全体像をとらえる―フードシステムという考え方 ◆

a．食料の生産・流通から消費まで

これまでみてきたように，食に関わる産業として農林水産業，食品製造業，食品流通業，外食産業があります．農林水産業は農業，林業，水産業に分かれ，農産物，林産物，水産物などの食材や生鮮食品を供給しています．また食品製造業は加工食品を製造し，食品流通業は生鮮食品や加工食品の流通を担当しています．さらに外食産業は，中食産業とともに消費者に食を供給しています．

現代の食は多くの産業が関わっており，しかも多種多様な食品が生産され，流通し，消費されます．最終的に食料・食品は消費者によって消費されるのですが，その全体の過程はたいへん複雑な仕組みとなっているのが現代の食の特徴といえます．このように多くの主体が関わっている産業では，その全体像を把握することが容易ではありません．食に関わる何らかの問題が生じた場合，どこに問題があったのかをただちに明らかにすることは，次第に困難となっています．また私たちの食がどのような方向に進んでいるのか，それはなぜかを理解することもむずかしくなりつつあります．そこで最近では食の生産から流通，消費に至る過程を全体として関連づけてとらえ，食をめぐる変化をより明確にし，消費者や社会にとっての課題の発見や解決方向を探るうえで有効な理論としてフードシステム論が注目されています．このフードシステムという考え方は，イギリスではフードチェーンと表現されていますが，食に関わる産業を個別に分析するのではなく，産業間や産業をまたがる企業間の関係や相互作用を明らかにしようとするものです．

b．フードシステムの全体像

このようなフードシステム的な考え方によって日本の食の全体像を示したものが図 3.1 です．この図は，輸入農水産物を含めて供給された農水産物が流通，加工，利用されていく流れを金額ベースで示しています．食料自給率が低い割には国内で生産された金額に比べて輸入農水産物の金額が小さいのは，輸入農水産物のうち家畜向け飼料などの割合が大きいことが理由です．生産・輸

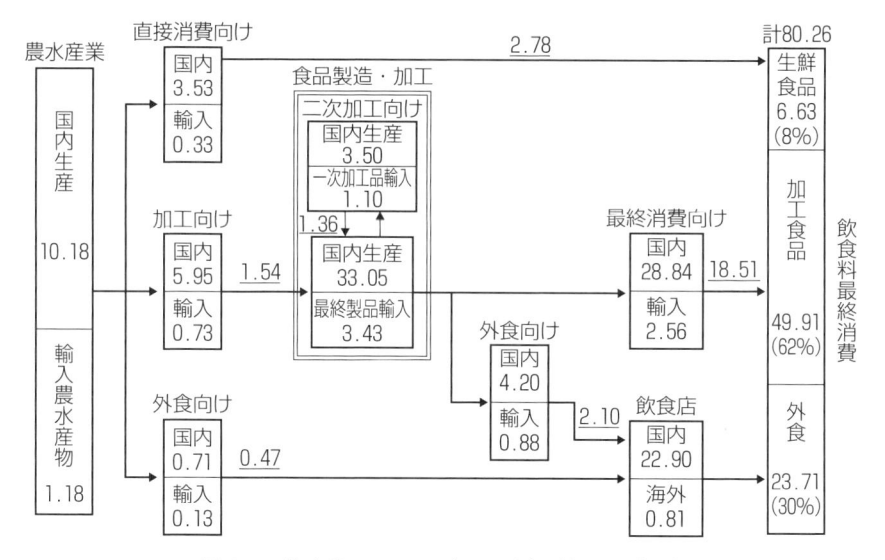

図 3.1 飲食費のフロー（2000 年）（単位：兆円）
アンダーラインの数字は生産物の価格に上乗せされる流通経費．
（農林水産省：「平成 12 年産業連関表からみた農林漁業及び関連産業について」をもとに作成）

　入された食材は，直接消費に向けられたり，食品製造業で加工されて消費に向けられたり，外食向けに供給されています．また加工食品は外食産業でも用いられ，消費者に提供されています．

　この図はきわめて単純化されていますが，最も右側の飲食料最終消費の項目をみると，飲食費全体で約 80 兆円のうち，生鮮食品として消費されているのは 2000 年でわずか 6.6 兆円，8％でしかなく，加工食品が 49.9 兆円，62％と大きな割合を占め，また外食も 23.7 兆円，30％とかなり大きな割合であることが読みとれます．このように，最終消費の時点からみると，私たちの食は経済的には食品製造業，食品流通業，外食産業が大きな役割を果たしていることがわかります．私たちの食のあり方は，食材を生産する農林水産業に加え，これらの産業のあり方と深く関わっているといえるのです．私たちの食をよりよいものとするためには，食に関わる産業全体のあり方を理解し，改善していくことが必要であるといえましょう．なお，このようなフードシステムの考え方

は，水の流れにたとえて，農林水産業を川上，食品製造業と食品卸売業を川中，食品小売業と外食産業を川下ということがあります．

c．フードシステムを動かすもの

　フードシステムとは食の生産から消費に至る全体構造を，一つのシステムとして解明しようとする理論です．しかし，現実のフードシステムは常に変化しています．それではフードシステムはどのような要因によって変化するのでしょうか．フードシステム論では，フードシステムを変化させる要因として次の4要因をあげています．第1に，消費者の消費行動です．消費者が食の外部化を進めれば，外食産業や中食産業が伸びるなどそれに応じた産業構造の変化が起き，フードシステムの変化をもたらします．第2に，技術革新です．冷凍食品や電子レンジの発明と普及は，私たちの食のあり方を大きく変えたことはまちがいありません．第3に，企業者精神に基づく企業行動の展開です．カップめんの発明やセントラル・キッチン方式の導入は，企業者が強い信念や合理的思考をもって開発・展開したからこそ生まれ，定着したのです．第4に，政府が関与する政策・制度のあり方です．食品表示や食品衛生の制度は食材輸入に大きな影響を与えますし，食品取引のコストや流通経路にも作用します．以上の四つの要因がフードシステムの変化をもたらすと考えられています．

◆◇　3.4　食を取りまく状況と現在の課題　◆◇

　21世紀は世界的な食料不足が現実のものとなる可能性が強まるといわれています．食料資源の地球規模での奪い合いが，魚介類の輸入が困難になるという形で，私たちの食にすでに影響を与えはじめています．また地球環境問題の広がりと深まりによって，バイオ燃料の生産が推進され，穀物，大豆の価格上昇が起き，食料の価格水準がこれまでの水準から1段階切り上がると見通されています．

　これまで私たちの食生活は，このような資源や環境の制約とは無関係に変化してきましたし，それを前提としたフードシステムの成熟が進んできました．これからは資源・環境の制約のもとで，食料資源の有効利用や環境に優しい食

料生産のあり方，それを可能とするフードシステムのあり方を探ることが私たち消費者にも求められているといえましょう．

　また，近年は複雑で多様化したフードシステムのもとで，生産者と消費者の距離が遠く隔たり，食をめぐる不祥事や不安にさせる事件が頻発しています．現代の消費者は効率的なフードシステムの恩恵を受けている一方で，食料の生産，加工，流通が目にみえないところで行われていることに不安を感じ，しかもその不安がしばしば現実のものとなっています．消費者の食の不安を解消するため，どのようなフードシステムをつくり上げていくかが現在問われているといえましょう．

〔盛田清秀〕

文　　献

1)　高橋正郎編著：食料経済（第3版），理工学社，2005．
2)　時子山ひろみ，荏開津典生：フードシステムの経済学（第3版），医歯薬出版，2005．
3)　荏開津典生：農業経済学（第3版），岩波書店，2008．
4)　暉峻衆三編：日本の農業150年，有斐閣，2003．

II 食と健康

4 わが国の食と健康

◆ 4.1 食品成分と健康 ◆

　日本人はさまざまな病気で命を落としています．特に代表的な生活習慣病である心臓病，脳卒中，がんなどは全死因の過半数を占めます（図4.1）．
　そして，この生活習慣病の発症には摂取する食品の種類と量が大きな影響を与えています．
　たとえば，心臓や脳の血管の病気には，食塩，高脂肪性食品，砂糖などのとりすぎが発症の危険性の増大要因となっています．また，糖尿病の発症の危険性の増大には砂糖，アルコール，高脂肪性食品が関与しています．また，胃がんには塩辛い食品，焼魚などが発症の増加要因となっています．
　このように病気にかかる危険性の増大に関与する食品成分もありますが，病

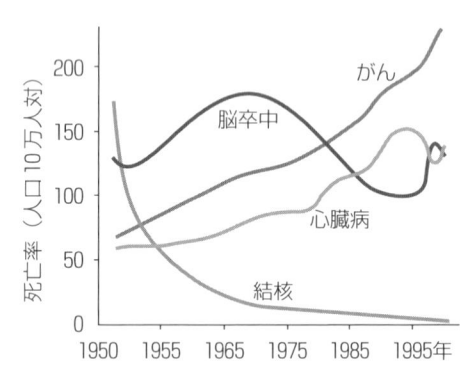

図4.1　主要死因別にみた死亡率の年次推移
（厚生労働省，人口動態統計より作成）

気になる危険性を減少させる食品もあります．たとえば，心臓や脳の血管系の病気の予防には，タンパク質や緑黄色野菜，糖尿病には野菜などが，胃がんの予防には緑黄色野菜，牛乳などが役立つといわれています．

さらに，生活習慣病以外の病気も増加しています．たとえば，近年アレルギー患者数は激増し，国民の30%はアレルギーに罹患しているといわれています．最近ではこのアレルギー予防に働く食品が知られるようになりました．また，免疫機能低下の結果と考えられる感染症の発症のリスクを低下させる食品も知られています．

さらに，高齢化社会の進行に伴い，女性に骨粗しょう症が増加しています．これも食品でカルシウムなどを供給すれば予防可能といわれています．

このように食品は健康に大きな影響を与えています．

◆◇ 4.2 食品の働きと健康 ◇◆

食品には，① からだを構成する細胞をつくるうえでその材料となったり，運動したりする場合のエネルギーとなる役割があります．また，② 食品の働きとして，味や香を感じるからだの働きを刺激する役割があります．そして，

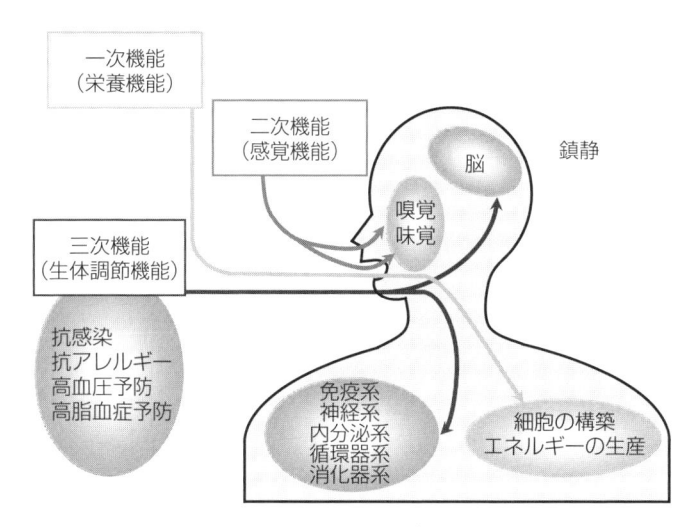

図4.2 食品機能

③病原菌からからだを守る働きのある免疫系や，ものを考えたり，記憶に関係する脳神経系に作用して，私たちが正常に生命を維持できるようにする働きもあります．

血液を体内に回流させる循環系に作用する働きもあります．このうち，①の働きを栄養機能あるいは一次機能，そして，②の働きを感覚機能あるいは二次機能とよんでいます．そして，③の働きを生体調節機能あるいは三次機能とよんでいます．

これら三つの食品の働きを食品機能とよんでいます．

私たちが毎日食べている食物にはこのいずれの働きもありますが，食物によってこれらの働きの大小に差があります．

◆ 4.3 機能性食品 ◆

食品機能のなかでこれまで栄養機能あるいは感覚機能が注目されてきましたが，最近では生体調節機能に注目が集まっています．生体調節機能の多くは最近になってみつけられたものが多いのですが，最初に注目されたものを紹介しましょう．たとえば，牛乳タンパク質をタンパク質分解酵素で生成するとペプチドが生じます．このペプチドのなかから，血圧の上昇を抑制するペプチドやカルシウムの吸収を促進するペプチドが見いだされました．

そして腸内有益菌由来の腸内環境を整える働きのあるプロバイオティクスといわれている生菌，そして，抗酸化作用を有し，抗がん作用が期待されている植物性食品由来のポリフェノールやフラボノイドなどが見いだされています．

それ以外に多くの機能をもった食品成分が見いだされました．この成分を中心につくられた食品が機能性食品です．

以上に述べた成分を利用して，たとえば，抗感染食品，抗アレルギー食品，抗骨粗しょう症食品，抗糖尿病食品，抗高血圧食品，抗がん食品，抗加齢食品などがつくられました．現在も新しい機能性食品がつくられつづけています．

4.4 特定保健用食品

　機能性食品についての研究はわが国で大きく発展しました．そして，機能性食品を開発することで，病気の予防が可能となり，国民が健康な生活を送ることができるのではないかと多くの人々が考えるようになりました．

　そこで，厚生労働省（当時厚生省）はこの機能性食品を国の制度として確立し，国民の健康維持に役立てようと考えました．

　このように機能性食品の生体調節作用とそれによる病気の予防作用をもとにできあがった制度が特定保健用食品です．

　この特定保健用食品は，動物実験やヒト試験によってからだに有益な作用をすることが実証され，同時に安全性が保証された食品のことです．

　これまでの食品と異なるところは，通常の食品には認められていなかった保健表示が認可されたことです（図4.3）．

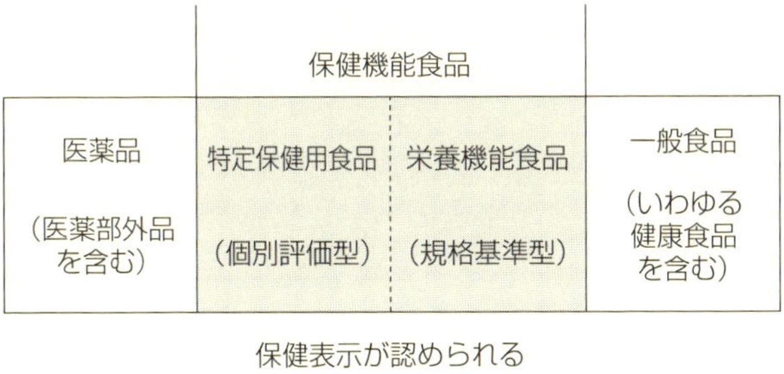

	保健機能食品		
医薬品 （医薬部外品 を含む）	特定保健用食品 （個別評価型）	栄養機能食品 （規格基準型）	一般食品 （いわゆる 健康食品 を含む）

保健表示が認められる

図4.3　特定保健用食品

　たとえば，①お腹の調子を整える食品，②血圧が高めの方の食品，③コレステロールが高めの方の食品，④血糖値が気になる方の食品，⑤ミネラルの吸収を助ける食品，⑥食後の血中の中性脂肪を抑える食品，⑦虫歯の原因になりにくい食品，⑧歯の健康維持に役立つ食品，⑨体脂肪がつきにくい食品，⑩骨の健康が気になる方に適する食品，などの表示を食品に付することができるのです．

　ただし，次のことに注意をしなければなりません．

　これらの食品を利用するのは，病気の人（たとえば高血圧症）ではないこと

表 4.1 代表的な特定保健用食品

	関与する成分	働き
お腹の調子を整える食品（食物繊維）の関与成分と働き	難消化性デキストリン 小麦ふすま 酵母食物繊維 寒天（海藻）の食物繊維	便通をよくする
お腹の調子を整える食品（乳酸菌）の関与成分と働き	ラクトバチルス菌 ビフィズス菌	腸内細菌叢の改善など
血圧が高めの方の食品の関与成分	カゼインドデカペプチド （ミルク由来） ラクトトリペプチド （ミルク由来） イワシペプチド	
コレステロールが高めの方の食品の関与成分と働き	大豆タンパク質 キトサン 植物ステロールエステル	小腸からコレステロールが吸収されるのを防ぐ

です．通常よりやや血圧が高めの，このまま放っておくと高血圧になる危険のある，いわゆる疾病予備軍とされる人たちです．他の疾病でも多くの疾病予備軍の人がいると推定されます．

特定保健用食品のなかで代表的なものを表 4.1 にまとめました．

◆ 4.5 これからの日本人の食と健康 ◆

これまで述べてきたように，日本人の食生活と健康との間には密接な関係があります．私たちは食生活をよりよいものにして健康寿命をのばしていかなければなりません．

たとえば，21 世紀には，高齢化社会，少子化社会が確実に到来します．これらの社会的な構造の変化に対応して，私たちは新しい食品をつくり出さなければなりません．たとえば，高齢化に伴い多くの生理機能の機能が低下します．これに対する機能性食品の開発はわが国において重要です．

こうしたなかで，近い将来各個人の遺伝子構造の特徴が明らかにされ，その特徴から"特定の病気になりやすさ"がわかるようになろうとしています．こ

の情報を食生活に利用するのです．たとえば，個人の遺伝子のDNA配列を調べて，そのなかに高血圧症やがん，そして糖尿病になりやすい配列がみつかったときには，これらの病気になりにくい機能性食品をとるようにすればよいのです．現実にこの"病気になりやすさ"のDNA配列は明らかになりつつあります．

　以上のように，食と遺伝情報や疾病などの関連が明らかになれば，食と健康の関係について，きわめて精度の高い情報が得られることになり，より理想的な食品もつくり出されるようになるでしょう．21世紀には，健康に関する総合的な学術領域のなかで，食品科学はその中心的な研究領域としてますますその重要性を増すと考えられます． 〔上野川修一〕

II 食と健康

5 食とアレルギー・感染症の予防

アレルギーは，食べ物や花粉症，ハウスダスト，化学物質など，さまざまな原因物質によってからだの免疫反応が過敏に応答して炎症症状が引き起こされる疾病ですが，近年，このアレルギー症状に悩む患者が増加しています．特に，先進国において顕著に増加しているのが特徴で，わが国においても3人に1人は何らかのアレルギーにかかっているといわれています．アレルギーについては，「衛生環境の改善による細菌感染のリスク低下とアレルギー疾患の増加には関係がある」という考え方が「衛生仮説（hygiene hypothesis）」として1989年に提唱されました[1]が，特に先進国における生活水準の向上や，予防接種，抗生物質投与などによる感染症低下がアレルギー疾患の増加の一因とされています．結核感染，はしか感染などとアレルギー疾患との逆相関も疫学的に示されており，遺伝的要因のみならず環境要因がアレルギーの発症に大きく関与していると考えられます．

この章では，アレルギー・感染症と関係の深いからだの免疫のしくみを考えながら，食との関わりについて取り上げます．

◆ 5.1 免疫のしくみとアレルギー反応の関係 ◆

a．食品アレルギーの発症頻度

食品成分が原因で，それを食べたときなどに引き起こされる，いわゆる「食品（食物）アレルギー」ではその原因となる物質のことを食品アレルゲンといいます．現在までに，わが国における食品アレルギーの原因となるアレルゲンは表5.1のように示されていますが，卵，牛乳，小麦，ソバ，エビ，落花生

表 5.1 食品アレルギーの原因となる省令に定められた 5 品目*（上段），および通知に定められた 20 品目（下段）

卵	小麦	ソバ	落花生	乳
イカ	イクラ	カニ	アワビ	
エビ	サケ	サバ	クルミ	
鶏肉	豚肉	牛肉	ヤマイモ	
大豆	マツタケ	リンゴ	オレンジ	
モモ	バナナ	ゼラチン	キウイフルーツ	

* 2008（平成 20）年度にはエビとカニは表示が義務づけられる 5 品目にさらに追加される予定．

（ピーナッツ）などの順で発症する人が多くなっています．さらに，これらの食品アレルゲンのなかには加熱調理によってもなかなか変性しにくいものがあります．つまり，加熱処理でもタンパク質の高次構造やアレルギー反応の原因となる部分構造が壊れにくく，アレルゲン性を失活しにくいということになります．たとえば，卵白に含まれるオボムコイドとよばれるタンパク質は，加熱や酸，消化酵素などに対しても安定性が高いことが知られています．そのため，オボムコイドは食品アレルゲンのなかでもアレルゲン活性が高いタンパク質ということができます．

アレルギーを発症しやすい人の場合，このような食品アレルゲンの摂取によって，アトピー性皮膚炎や蕁麻疹といった皮膚症状，嘔吐，下痢，腹痛などを伴う消化器症状，喘鳴などの呼吸器症状など，炎症症状を伴うアレルギーを引き起こします．また，この食品アレルギーは小児などの低年齢層に多く発症するのが特徴です．したがって，本来，小児の成長に必要である高栄養価なタンパク質を食品として摂取するという栄養学的な問題と，消化管が未発達な小児にとってはアレルゲンとなる食品抗原が腸管を通して生体に侵入しやすいという問題を解決することが重要なことです．

b. からだの免疫のしくみとアレルギー反応

食品アレルギーをはじめとするアレルギー反応は，からだの免疫のしくみと

強く関係しています．アレルギーは本来，からだを守る免疫反応のしくみのバランスが崩れた際に免疫系細胞が自分自身を攻撃し，炎症反応を起こしてしまった状態です．アレルギーによる炎症症状には，アトピー性皮膚炎，喘息，鼻炎，腸炎，結膜炎などがあります．免疫のしくみはさまざまな病原菌やウイルス感染からからだを守るのがその重要な役割ですから，私たちが健康を維持して生きていくためには，免疫のしくみが正常に働いている必要があります．そこでは，免疫のしくみが自分自身のからだを構成する成分とは異なる生体外異物を識別することにより，特にからだにとって有害なもの（病原菌やウイルスなど）を排除するためにリンパ球や白血球などの免疫系細胞が活躍します．逆に，からだにとって必要な栄養成分や自分自身のからだを構成するタンパク

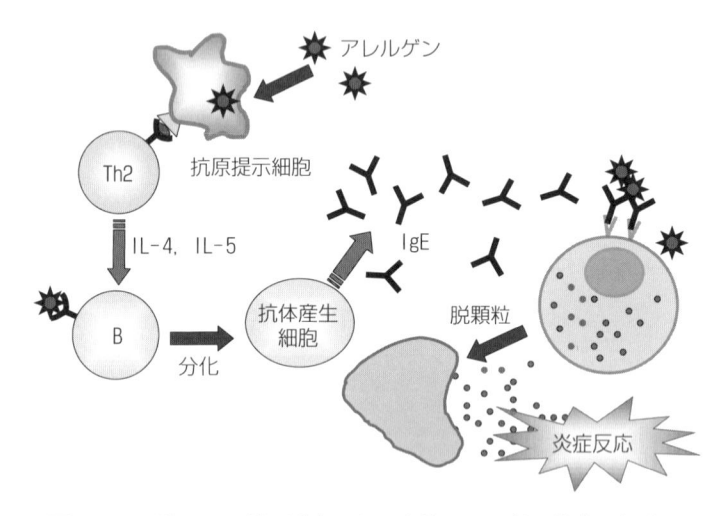

図 5.1　Ⅰ型アレルギー反応による食品アレルギー発症のしくみ

食品アレルゲンは，消化酵素などによって十分に低分子化されずに抗原提示細胞内に取り込まれると，そこで分解されてできたペプチド断片が主要組織適合抗原（MHC）クラスⅡ分子と結合して抗原提示細胞表面上に提示され，これがT細胞の受容体を介して認識されT細胞の活性化を引き起こします．このとき，インターロイキン(IL)-4やIL-5などのサイトカインを分泌するヘルパーT細胞（Th2細胞）が特に活性化され，アレルゲンに特異的に反応するB細胞の分化，アレルゲン特異的免疫グロブリンE（IgE）抗体の産生が誘導されます．さらに，このIgE抗体はマスト細胞の表面のIgEレセプター（FcεRI）に結合し，2分子以上のIgE抗体がアレルゲンによって架橋されると，マスト細胞の細胞内に顆粒として蓄積されていたヒスタミン，ロイコトリエンなどのケミカルメディエーターが放出され，アレルギー性炎症反応が引き起こされます．

質などに対しては，これらを排除する強い反応は起こりにくい（抑制される）しくみが備わっています．ですから，免疫のしくみのバランスが崩れてしまったときに，自分自身のからだを構成するタンパク質などが攻撃され，炎症反応につながってしまうことが起きる，いわゆるアレルギー反応がみられます．

なお，アレルギー反応はその反応機序からⅠ～Ⅳ型に分類されており，食品アレルギーに多くみられるⅠ型アレルギーは，腸管を介して侵入したアレルゲンに対する特異的な免疫グロブリンE（IgE）抗体が大量に産生されます．これがマスト細胞に結合して細胞内の顆粒が放出され，炎症反応が引き起こされます（図5.1）．

しかしながら，私たちのからだには経口摂取した食品抗原に対して強い排除が起こらない免疫のしくみが本来備わっており，食品アレルギーが起こらないように免疫反応を制御していると考えられています．つまり，摂取した食品抗原に対して特異的な抗体産生を全身に強く誘導しない，いわゆる「経口免疫寛容」現象です．この反応が生体内で正常に誘導されないと，摂取した食品成分を排除する生体側の反応が起こり，場合によっては食品アレルギーにつながることになります．

5.2　腸管に存在するユニークな粘膜免疫のしくみとアレルギー制御・感染防御

a．腸管免疫系のしくみ

ヒトをはじめ多くの哺乳類は，生命活動を維持するために口から摂取した食品を消化管で消化・吸収しています．腸管を含む消化管は，本来，膨大な面積の粘膜面を介して摂取した食品の消化吸収を効率的に行い，生命活動を維持するエネルギーを確保することが重要な役割です．食品の消化吸収という生命の営みにとって重要な食品成分を選択的に生体内に取り込む役割がある一方で，病原菌やウイルスなど外来の有害な刺激を常時受けています．したがって，腸管の粘膜はこれらの種々の刺激に対して物理的・化学的なバリアー機能を備えている必要があります．その生体防御機能として，腸管には全身のリンパ組織の7割にも及ぶ消化管関連リンパ組織がみられ，小腸パイエル板，孤立リンパ

小節，腸間膜リンパ節などのリンパ節，さらに腸管上皮層や粘膜固有層などに存在する多数の免疫系細胞が機能しています（図5.2）．

腸管免疫系の大きな特徴は，種々の感染からからだを守る反応において重要な抗体である免疫グロブリンA（IgA）が腸管粘膜から多量に分泌されていることです．このIgAは腸管免疫系の粘膜固有層において，多数のIgA形質細胞からつくられます．そして，このIgAには微生物の粘膜上皮への接着阻止や毒素・酵素・ウイルスに対する中和作用，腸管での高分子吸収抑制などの働きがあります．

また，先に説明した「経口免疫寛容」という現象も腸管免疫系が関わるユニークな特徴としてみることができます．腸管免疫系を介してこの経口免疫寛容を正常に誘導することによって，食品アレルギー反応などの制御に役立っていると考えられます．

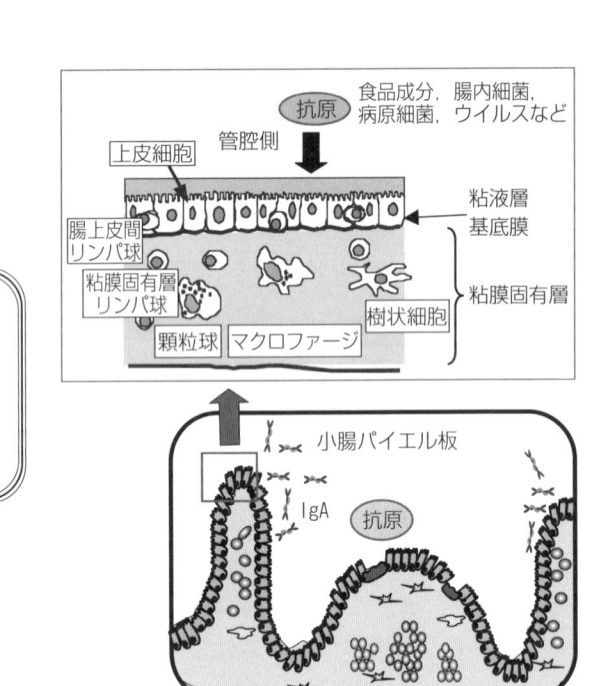

図5.2　腸管に存在する粘膜免疫系組織

b．腸内細菌によって調節される腸管免疫系

　腸内にはさまざまな細菌が存在していることが知られています．そして，上記に述べたこれらの免疫系の応答は，生体における腸内細菌の動態と非常に関係が深いことが，近年の研究から明らかになってきています．たとえば，疫学調査からアレルギー患者の腸内の細菌群が健常人と異なることをアレルギーの発症と関係づけている報告があります[2]．さらに，食品アレルギーとの関わりでは，通常，食品抗原に対する経口免疫寛容の成立が食品アレルギーの発症抑制に寄与していますが，この経口免疫寛容が正常に誘導されなかった場合，食品アレルギーの発症を引き起こすことにも関係があると考えられています．その一つに，経口免疫寛容の成立に腸内細菌からの刺激が関与しているかもしれないこと，腸内細菌からの腸管免疫系細胞への刺激は食品抗原に対する過剰な免疫反応の制御に重要であると考えられること，さらに，腸内細菌からの刺激が腸管免疫系組織の発達条件に重要な要素であることも経口免疫寛容の成立に強く関わっていると考えられています．

◆ 5.3　食品による免疫調節作用 ◆

a．免疫調節作用を有する食品成分

　近年，健康の維持増進にとって役立つ食品の保健機能に注目した食品成分が注目されています．上記でも述べたように，腸管免疫系は腸内に共生する細菌との関わりが深いことから，腸内環境の健全化に役立つ機能性食品成分が腸管免疫系に対する保健効果にも期待され，プロバイオティクスやプレバイオティクスといった食品成分の応用が注目されています．プロバイオティクス（probiotics）とは「消化管（腸管）微生物のバランス改善により宿主に有益な作用をもたらす生きた微生物添加物」のことです．また，プレバイオティクス（prebiotics）は「経口摂取したときに生体に有益な作用が期待されている特定の腸内細菌を選択的に増やしたり活性化したりすることのできる難消化性食品成分」として定義されています．

　プロバイオティクスやプレバイオティクスを利用することにより，腸管内に有益な微生物を増やして宿主の免疫機能を調節しようとする試みは，種々の感

表 5.2 プロバイオティクスやプレバイオティクスとして利用されている主な食品微生物や難消化性糖類

プロバイオティクス：	
Lactobacillus	L. acidophilus, L. bulugarics, L. casei, L. gasseri, L. helveticus, L. johnsonii, L. reuteri, L.rhamnosus など
Streptococcus	S. thermophilus など
Enterococcus	E. faecalis, E. faecium など
Lactococcus	Lc. Lactis など
Bifidobacterium	B. bifidum, B. breve, B. infantis, B. pseudolongum, B. longum, B. thermophilum, B. lactis など

プレバイオティクス：
フラクトオリゴ糖、ガラクトオリゴ糖、ラクトスクロース、イソマルトオリゴ糖、キシロオリゴ糖、ラクチュロース、大豆オリゴ糖、ラフィノース など

染防御やがんなどの抗腫瘍効果，さらにアレルギーの予防などに効果があるのかどうかという研究として，近年盛んに進められています．しかし，これらの食品成分中には厚生労働省より「特定保健用食品」として整腸作用・ミネラル吸収促進などに関する表示が許可されているものがありますが，現在のところ，免疫に関する表示は許可されていません．

b．食でアレルギーを予防する試み

食でアレルギー反応を制御する試みとして，アレルギー患者においてしばしばみられる血中の IgE 量の上昇を抑制させること，またはマスト細胞などの脱顆粒反応や皮膚炎症状などのような炎症反応を抑制しようとする研究が盛んに行われています[3]．たとえば，食品アレルギーモデルマウスを使った実験では，プロバイオティクス菌体またはオリゴ糖を投与することによって，血液中の IgE 量の上昇を抑制するという報告があります．一方，ヒトのアレルギー症状の改善にプロバイオティクスを用いる試みでは，アトピー性皮膚炎への適用として，アレルギーの既往歴がある妊婦に対してプロバイオティクスとして乳酸菌製剤を出産の前後にわたって 6 カ月間以上服用させた結果，血中 IgE 量への影響はみられなかったものの，小児のアトピー性皮膚炎の発症率が乳酸菌製剤を服用しなかったものに比べて有意に低下したという報告があります．このように，プロバイオティクス菌体やプレバイオティクスを用いた腸内環境

の正常化や，免疫系 T 細胞の Th 1/Th 2 バランスを制御すること，分泌型 IgA 分泌の亢進，IgE 産生の抑制や炎症性ケミカルメディエーターの制御などによって，アレルギーの発症を制御する試みが進められています．

c．食で感染症を予防する試み

プロバイオティクスとして知られるビフィズス菌（*Bifidobacterium*）やラクトバシラス菌（*Lactobacillus*）などの乳酸菌などのなかには，リンパ球の増殖活性や，IgA 産生を亢進させる効果をもつ菌が存在し，プロバイオティクスの免疫調節作用としての効果が期待されているものがあります．特に，その細胞壁を構成しているペプチドと糖の複合体であるペプチドグリカンは，微生物抗原を特異的に認識する受容体を介して免疫系細胞に作用し，さまざまな免疫調節作用をもつことが知られています．したがって，この免疫調節作用をもつビフィズス菌の菌体成分をマウスに食べさせると，その菌体成分が腸管に達した後，腸管免疫系の小腸パイエル板に直接取り込まれ，パイエル板細胞の IgA 抗体を産生するしくみが活性化されることが明らかになっています．また，健康な乳児にビフィズス菌添加調製粉乳を投与した際にも，糞便中の総 IgA 量および抗ポリオウイルス IgA 量が有意に上昇したという報告[4]もあり，プロバイオティクスによる感染防御作用はヒトにおいてもその効果が期待されています．これらの作用は，プロバイオティクス菌体の調製法によっては生菌体でなくとも生体への免疫調節作用が誘導できることから[5]，感染症の予防，アレルギー予防，抗腫瘍効果などへの応用が期待されています．同様に，プレバイオティクスを経口摂取することによって腸管内の腸内細菌叢を変化させ，腸管免疫系に作用して腸粘膜に分泌される IgA 産生を活性化させる働きがあることもわかっています[6,7]．以上より，プロバイオティクスやプレバイオティクスの摂取は，日和見感染をはじめとする生体の免疫力の低下によってもたらされる感染の防御にとって有効に働くかもしれません．

その他，ビタミンやミネラルといった生体にとって必須の栄養素のなかにも免疫反応を調節する働きがあり，ビタミン A，B_6，C，D，E やセレン，亜鉛，クロムなどの免疫調節作用が報告されています．

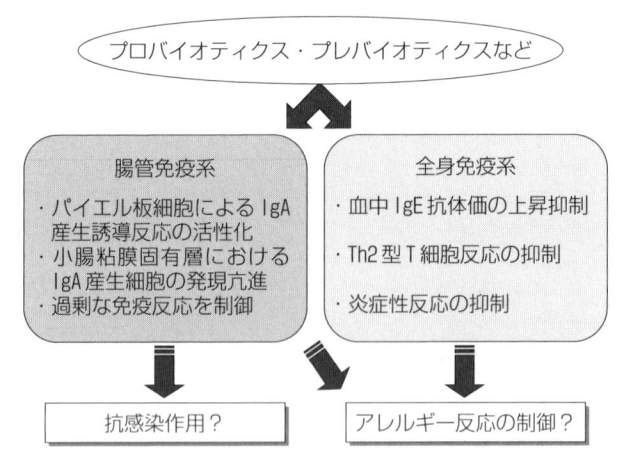

```
                ┌─────────────────────────────────┐
                │ プロバイオティクス・プレバイオティクスなど │
                └─────────────────────────────────┘
                              ⇕
   ┌──────────────────────┐  ┌──────────────────────┐
   │ 腸管免疫系            │  │ 全身免疫系            │
   │ ・パイエル板細胞によるIgA│  │ ・血中IgE抗体価の上昇抑制│
   │  産生誘導反応の活性化   │  │                      │
   │ ・小腸粘膜固有層における │  │ ・Th2型T細胞反応の抑制 │
   │  IgA産生細胞の発現亢進  │  │                      │
   │ ・過剰な免疫反応を制御   │  │ ・炎症性反応の抑制     │
   └──────────────────────┘  └──────────────────────┘
              ↓                          ↓
      ┌──────────────┐          ┌──────────────────┐
      │ 抗感染作用？   │          │ アレルギー反応の制御？│
      └──────────────┘          └──────────────────┘
```

図 5.3 機能性食品成分に期待される免疫調節作用

　最後に，食としてのプロバイオティクスやプレバイオティクスの生体への働きは，栄養学的な作用や整腸作用にとどまらず免疫学的な作用の細胞分子レベルでの解析が試みられています．そこでは，抗炎症性のサイトカイン，アレルゲンの腸粘膜の透過性の抑制，腸内細菌叢の正常化，腸粘膜中の分泌型IgA分泌による病原性抗原やアレルゲンの排除などを通して，アレルギー・感染症の予防に対する効果が期待されています（図5.3）．さらに，プロバイオティクスやプレバイオティクスに限らず，機能性食品成分（第4章参照）の免疫調節作用は，薬とは違った意味での食への応用が期待されるだけに，からだへの作用メカニズムを解明させることとあわせて，安全でかつ効果的なヒトへの効果も厳密に評価されていく必要があると考えます．　　　　〔細野　朗〕

文　献

1) Strachan, D. P.: *BMJ*, **299**, 1259-1260, 1989.
2) Bjorksten, B., Naaber, P., Sepp, E. and Mikelsaar, M.: *Clin. Exp. Allergy*, **29**, 342-346, 1999.
3) 名倉泰三, 志田　寛：食品とからだ－免疫・アレルギーのしくみ（上野川修一編），朝倉書店, pp. 168-172, 2003.
4) Fukushima, Y., Kawata, Y., Hara, H., Terada, A. and Mitsuoka, T.: *Int. J. Food Microbiol.*, **42**, 39-44, 1998.

5) Hiramatsu, Y., Hosono, A., Takahashi, K. and Kaminogawa, S.: *Cytotechnol.*, **55**, 79-87, 2007.
6) Nakanishi, Y., Murashima, K., Ohara, H., Suzuki, T., Hayashi, H., Sakamoto, M., Fukasawa, T., Kubota, H., Hosono, A., Kono, T., Kaminogawa, S. and Benno, Y.: *Appl. Environ. Microbiol.*, **72**, 6271-6276, 2006.
7) Hosono, A., Ozawa, A., Kato, R., Ohnishi, Y., Nakanishi, Y., Kimura, T. and Nakamura, R.: *Biosci. Biotechnol. Biochem.*, **67**, 758-764, 2003.

II 食と健康

6 食と骨粗しょう症の予防

　骨は，身体を支え，その形をつくるとともに，内臓を保護する役割をもっています．骨が折れると，歩行が困難になることも多く，生活の質が著しく低下します．骨粗しょう症は，骨が折れやすくなる疾患で，今後社会の高齢化が進むにつれて，この患者数は増加することが予想されますが，若い頃から適切な食生活を営むことにより，骨粗しょう症を予防することが可能です．

　この章では，骨の形成を促進したり，骨の破壊を抑制する働きをもつ食品成分について説明し，食による骨粗しょう症の予防について考察します．

◇ 6.1　骨 ◆

　骨の主な成分はミネラル（約60％）とタンパク質（約30％）です．ミネラルとしては，カルシウムがその約8割を占め，大半がリンと結合したヒドロキシアパタイト $Ca_{10}(OH)_2(PO_4)_6$ の形で存在しています．一方，タンパク質としては，コラーゲンがその約9割で，残りがオステオカルシンなどの非コラーゲン性タンパク質になります．骨の中心部には血液をつくる骨髄があり，その周りにコラーゲン，ヒドロキシアパタイト，細胞などからなる骨質（内側が骨密度の低い海綿骨，外側が骨密度の高い皮質骨）があります．そして，表面は骨膜で覆われています．

　骨は常に新陳代謝を繰り返しています．骨のなかにある骨芽細胞は，コラーゲンなどのタンパク質を分泌することにより骨内部の大枠の網目をつくり，そこにヒドロキシアパタイトを沈着（石灰化）することにより，骨をつくります．この過程を骨形成とよびます．コラーゲンだけでは骨はもろいのですが，

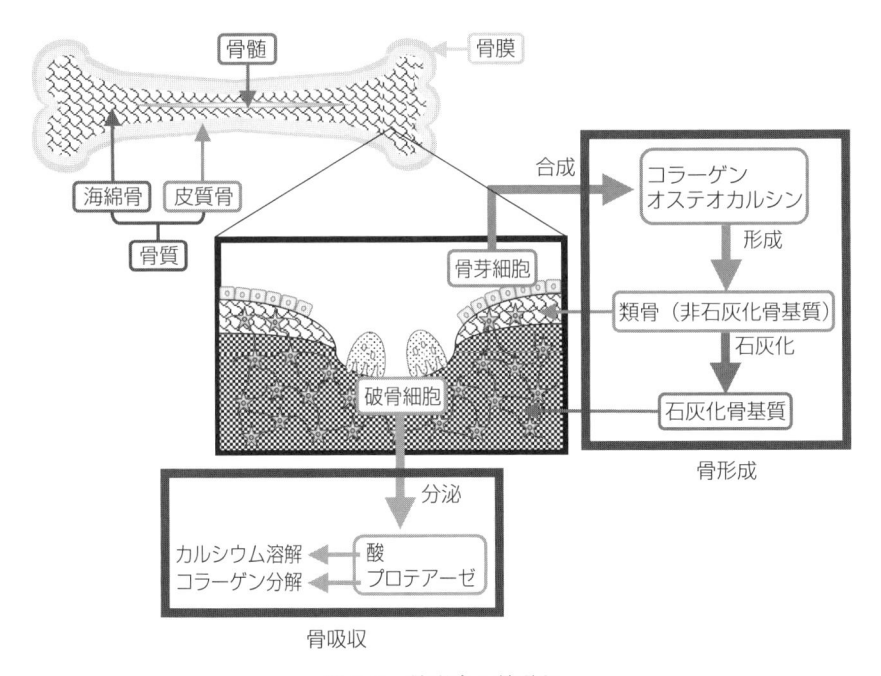

図 6.1 骨形成と骨吸収

この間をカルシウムなどのミネラルが埋めることにより骨がしっかりします．一方，破骨細胞は，プロテアーゼを分泌することによりコラーゲンを分解し，酸を分泌することによりカルシウムを溶かし，骨を壊します．この過程を骨吸収とよびます．骨は，この骨形成と骨吸収を繰り返して，常に再構築（リモデリング）を行っています．骨のリモデリングの周期は，約3カ月といわれています．そうして，1年間のうちに，皮質骨は約4％，海綿骨は約20％が新しくなります．

◆ 6.2 骨粗しょう症 ◆

骨粗しょう症とは，食生活の偏りや，女性の閉経後におけるホルモンの減少によって，骨量の低下や骨の構造の劣化が起こり，骨折しやすくなる疾患です．骨が折れると，痛みがあるだけでなく，動きが著しく制限されます．特に，背骨を構成している椎骨や足の付け根の大腿骨頸部骨は，骨粗しょう症に

なると骨折しやすい部位ですが，ここが折れると歩行も困難になります．骨粗しょう症による骨折は，寝たきりの原因の第3位となっていますので，寝たきりにならないようにするためにも骨粗しょう症の予防は大切です．日本における骨粗しょう症の患者数は，約1,100万人と推定され，その約8割が閉経期以降の女性ですが，若い人でも，栄養不足や運動不足でかかることがあります．骨量は，18歳ぐらいでピーク（最大骨量）となり，その後は年々減っていきますので，若い成長期に骨量をより高めておくことにより，年をとってからの骨粗しょう症のリスクが軽減できます．年をとっても元気に過ごすには，若い頃から食事に気をつけ，適度な運動を行って骨量の低下を防ぐよう心がけておくことが大切でしょう．

◆ 6.3 カルシウム ◆

人の身体のなかには，900～1,200 g のカルシウムがありますが，このうち約 99% が骨に蓄えられており，骨は，カルシウムの貯蔵庫としても大切な役割を果たしています．一方，血液中に含まれるカルシウム量は約 1 g で，身体のなかのカルシウム量の約 0.1% にしかなりません．けれども，血液中のカルシウム濃度は厳密に 10 mg/dl にコントロールされており，この濃度が減ってくると，骨からカルシウムを溶かし出して，血液中のカルシウム濃度が下がらないようにします．言い換えれば，食事によって体内に入ってきたカルシウム量が少なかったり，そのカルシウムが腸管から吸収されにくかったりすると，血液中のカルシウム量の減少を防ごうとして骨からカルシウムが溶け出し，その結果，骨がもろくなってしまいます．ですから，骨を丈夫に保つには，食事から十分なカルシウムを摂取することが大切です．

では，日本人は，どのくらいのカルシウムをとればよいのでしょうか．厚生労働省が策定した食事摂取基準によりますと，世代や性別によって違いますが，1 日当たり，600～1,100 mg のカルシウムを摂取するのが望ましいとされています．けれども，日本人のカルシウム摂取量は，過去 35 年以上 1 日当たり平均約 550 mg で，欧米人の約 3 分の 2 から半分程度しかとっておらず，また，どの世代においても，摂取目安量に達していません．特に，20 歳代から

40歳代では，1日500 mgもとっていない状況です．このように，若い人のカルシウム摂取量が特に低い理由の一つは，中学・高等学校を卒業して，給食や母親が栄養のバランスを考えてつくったお弁当がなくなると，安さ重視の食生活になったり，スタイルを気にしてダイエットをしたりする人が増えるからかもしれません．また，もう一つは，欧米食が浸透してきたといっても，いまだ乳製品を日常的に食べる人が少ない一方で，サクラエビ，シラス，ヒジキ，ゴマなどの比較的カルシウムの多い日本食の素材を食べる機会が減っているせいかもしれません．カルシウムの摂取上限量は，18歳以上で1日2,300 mgですが，日本人のカルシウム摂取量が，450〜650 mgの現状では，過剰に摂取する

表6.1　日本人の食事摂取基準

年齢(歳)	カルシウム 目安量 (mg/日)		カルシウム 上限量 (mg/日)	ビタミンD 目安量 (μg/日)	ビタミンD 上限量 (μg/日)	ビタミンK 目安量 (μg/日)		ビタミンC 目安量 (mg/日)
	男性	女性	男性・女性	男性	男性・女性	男性	女性	男性・女性
12〜14	1,000	850	上限量は未設定	4	50	70	65	100
15〜17	1,100	850		5	50	80	60	100
18〜29	900	700	2,300	5	50	75	60	100
30〜49	650	600	2,300	5	50	75	65	100
50〜69	700	700	2,300	5	50	75	65	100
70以上	750	650	2,300	5	50	75	65	100

(2005年4月　厚生労働省策定)

表6.2　日本人の栄養素摂取量

年齢(歳)	カルシウム (mg/日)		ビタミンD (μg/日)		ビタミンK (μg/日)		ビタミンC (mg/日)	
	男性	女性	男性	女性	男性	女性	男性	女性
15〜19	620	498	7.3	7.1	206	200	112	100
20〜29	489	432	6.4	6.1	226	218	95	93
30〜39	447	455	7.1	6.2	233	216	86	97
40〜49	478	492	8.5	7.0	222	241	92	124
50〜59	525	545	10.3	9.1	272	277	123	133
60〜69	584	591	11.2	9.1	311	302	145	169
70以上	569	544	9.6	8.5	274	258	143	147

(厚生労働省：「国民健康・栄養調査」，2004年より作成)

表 6.3 食品中の骨形成に関わる栄養成分含量

食品	摂取量 (1食当たり)	カルシウム (mg/日)	ビタミン D (μg/日)	ビタミン K (μg/日)	ビタミン C (mg/日)
牛乳	200 g (1 パック)	220	0.6	4	2
ヨーグルト	120 g (1 カップ)	144	0	1	1
ゴーダチーズ	18 g (1 切れ)	122	0	2	0
卵	60 g (1 個)	31	1.1	8	0
ウナギ	150 g (1 串)	195	27.0	0	3
サンマ	150 g (1 尾)	48	28.5	0	0
紅ザケ	80 g (1 切れ)	8	26.4	0	0
シラス干し	10 g	52	6.1	0	0
煮干し	10 g	220	1.8	0	0
サクラエビ	10 g	200	0	0	0
クルマエビ	140 g (中 4 尾)	57	0	0	0
牛肉(もも)	100 g	5	0	1	1
豚肉(もも)	100 g	4	0.1	4	1
鶏肉(もも)	100 g	5	0	36	4
ゴマ	10 g	120	0	1	0
豆腐(絹ごし)	150 g (半丁)	64	0	18	0
納豆	50 g (1 パック)	45	0	300	0
シイタケ(乾燥)	20 g	2	3.4	0	0
マツタケ	30 g (中 1 本)	2	1.1	0	1
干しヒジキ	10 g	140	0	32	0
ワカメ(乾燥)	10 g	78	0	66	3
アマノリ	10 g	28	0	39	21
ホウレンソウ	100 g (半束)	49	0	270	35
シュンギク	100 g (半束)	120	0	250	19
キャベツ	100 g	43	0	78	41
ニンジン	100 g	28	0	3	4

(文部科学省科学技術・学術審議会：「五訂増補 日本食品標準成分表」, 2005 年より作成)

心配はほとんどないでしょう．

　それでは，ただカルシウムの多い食品を食べればよいのかというと，そうではありません．一つの食品素材だけからカルシウムをとろうとしますと，その食品素材に含まれる他の栄養素のとりすぎになる可能性があります．たとえば，ウナギはカルシウムの多い食品素材ですが，ウナギには，ビタミン A やビタミン D など，過剰摂取に気をつけなければならない栄養素も豊富に含まれます．すなわち，いろいろな食品素材をとり，他の栄養素の摂取もアンバラ

ンスにならないように気をつけつつ，カルシウムの摂取目安量を満たすようにすることが大切です．

また，カルシウムを何と一緒にとるかによって，その腸管からの吸収率は5～40％とかなり変わってきます．たとえば，クエン酸・リンゴ酸，カゼインホスホペプチド (CPP)，ポリグルタミン酸，乳糖，フラクトオリゴ糖などは，カルシウムの吸収を助けます．クエン酸・リンゴ酸は，グレープフルーツ，レモン，ミカン，アンズ，リンゴなどの果物や梅干しなどに多く含まれています．カゼインホスホペプチドは，牛乳タンパク質であるカゼインが消化酵素によって分解されてできるものです．牛乳やチーズなどの乳製品中に含まれるカゼインがトリプシンなどの消化酵素で分解されると，カルシウムの吸収を助けるペプチドができます．牛乳や乳製品のカルシウム利用効率が高い理由の一つは，消化過程でカゼインホスホペプチドができるためと考えられます．ポリグルタミン酸は，グルタミン酸というアミノ酸がつながってできたもので，納豆のネバネバのなかにフルクタンという多糖と一緒に含まれています．クエン酸・リンゴ酸，カゼインホスホペプチド，ポリグルタミン酸は，腸管内でカルシウムと適度に相互作用し，その不溶化を防ぎ，吸収を助けると考えられます．乳糖も乳製品に含まれます．フラクトオリゴ糖は，ヤーコンというイモや，ゴボウ，タマネギ，ニンニクなどに含まれるとされています．乳糖やフラクトオリゴ糖は，腸内細菌で資化され，生成した乳酸などの酸が，カルシウムの吸収を助けると推察されます．これらの成分とは逆に，食物繊維，フィチン酸，シュウ酸などは，カルシウムの吸収を邪魔します．食物繊維は，カルシウムを吸着して排泄を促進することにより，その吸収率を低下させます．フィチン酸やシュウ酸は，カルシウムを不溶化することにより，その吸収を抑制すると考えられます．フィチン酸は，大豆，ゴマ，玄米，トウモロコシなどの豆類や穀類に含まれています．このため，大豆は，そのままではカルシウム吸収効率が低いのですが，フィチン酸を取り除いた後，タンパク質のなかのアミノ酸のうち，グルタミンをグルタミン酸に，アスパラギンをアスパラギン酸に変えると[1～3]，このタンパク質が腸管内でカルシウムの吸収を促進させ，骨形成が促進されます[4]．シュウ酸は，ホウレンソウ，ココア，タケノコ，キャベツ，ブロッコリーなどに多いといわれています．

このように，骨粗しょう症を予防するには，カルシウムの摂取量を増やすだけでなく，カルシウムの吸収効率を高めるものを一緒に食べることも大切です．カルシウムの多い食品と一緒に，クエン酸・リンゴ酸，カゼインホスホペプチド，ポリグルタミン酸，乳糖，フラクトオリゴ糖などを含む食品も食べるよう心がけた方がよいでしょう．また，カフェイン，糖，塩分（ナトリウム）は，カルシウムの尿中への排泄を促進しますので，これらのとりすぎにも注意した方がよいでしょう．

カルシウム吸収という観点からは好ましくない成分でも，他のよい働きをもっているものもあります．たとえば，食物繊維は，いろいろな物質をくっつけて排泄する働きがありますので，カルシウムや鉄などの摂取不足のミネラルを吸着し，吸収を抑制してしまいますが，その一方で，コレステロールや糖など，とりすぎに注意したい物質の吸収も抑制します．さらに，食物繊維には，腸内でビフィズス菌を増やし，お腹の調子を整える働きもあります．ですから，食物繊維も，適度な（20〜25g/日）摂取は必要です．このように，一つの成分でも，さまざまな働きをもっている場合が多々ありますので，あるものはまったくとらないとか，あるものばかりとるといった極端な食生活は避け，いろいろな食品をバランスよくとることが大切です．

◆ 6.4 ビタミンD ◆

ビタミンDには，シイタケなどのキノコに含まれるビタミンD_2（エルゴカルシフェロール）とサンマやウナギなどの魚類に多く含まれるビタミンD_3（コレカルシフェロール）があります．ビタミンD_3は，動物の皮膚にあるプロビタミンD_3（7-デヒドロコレステロール）に紫外線が当たることにより生成しますので，ヒトの皮膚でもつくられます．骨粗しょう症を予防するのに，適度な日光浴をするのが望ましいといわれるのはこのためです．けれども，日本の国内では1年を通じて日照時間の変動がそれほど大きくないので，通常の生活をしていれば，意識して日光浴をしなくても十分なビタミンD_3が合成されると考えられます．過度に日焼けをするのは，かえって皮膚を傷める可能性がありますので，気をつけた方がよいでしょう．

食事から摂取したビタミン D_2 やビタミン D_3 も,体内で生合成されたビタミン D_3 も,肝臓と腎臓で水酸化されて,活性型ビタミン D_2($1\alpha,25$-ジヒドロキシビタミン D_2),活性型ビタミン D_3($1\alpha,25$-ジヒドロキシビタミン D_3)になります.この活性型ビタミン D は,小腸でカルシウム結合タンパク質(カルビンデイン)の生成を促進します.カルシウム結合タンパク質は,食事から腸管内に入ってきたカルシウムと結合し,その吸収を助けます.

厚生労働省が策定した食事摂取基準によりますと,ビタミン D の摂取目安量は,15 歳以上は男女とも,1 日当たり 5 μg で,上限量は 1 日当たり 50 μg となっています.一方,日本人のビタミン D 摂取量の平均値は,男性が約 9 μg,女性が約 8 μg で,世代別にみても,どの世代も目安量を満たしています.ビタミン D は,ブタやウシなどの獣鳥肉類にはそれほど多くないものの,サンマ,ウナギ,サケなどの魚類には 100 g 当たり 15〜35 μg も含まれ,1 食で目安量を大幅に超えてしまうので注意が必要です.

◆ 6.5 イソフラボン ◆

イソフラボンは,ポリフェノールの一種で,大豆に多く含まれています.イソフラボンは女性ホルモンと構造が似ているため,身体のなかで弱い女性ホルモン様作用を示します.女性ホルモン(エストロゲン)は,骨吸収を防ぐ働きをもっていますので,大豆製品を摂取することによって,骨からカルシウムが溶け出すのを防ぐ効果が期待できます.けれども,その一方で,乳がん発症のリスクを高める可能性も考えられるため,過剰摂取にも気をつける必要があるといわれています.大豆中のイソフラボン含量は,栽培条件などでも大きく変動しますが,100 g 当たり約 100〜200 mg 含まれます.大豆製品でみてみますと,豆腐半丁(150 g)で約 30 mg,納豆 1 パック(50 g)で約 35 mg 程度になります.2002 年の国民栄養調査(厚生労働省)から試算した日本人のイソフラボン摂取量は,1 日通常約 18 mg で,多い日で 40〜45 mg 程度とされています.一方,食品安全委員会では,大豆イソフラボンの一日摂取目安量の上限値を 70〜75 mg としています.このため,日常の食事に加えて,特定保健用食品からもイソフラボンを摂取する場合には,1 日の上乗せ摂取量は 30 mg

までにすることを勧めています．

◆ 6.6 ビタミンK ◆

　食品に含まれるビタミンKには，ビタミンK_1（フィロキノン）とビタミンK_2（メナキノン）があります．ビタミンK_2には，メナキノン-4〜メナキノン-9がありますが，食品中には，メナキノン-4とメナキノン-7が多く存在します．ビタミンK_1は主に植物の葉緑体中でつくられますので，緑色野菜や海草類に多く含まれます．たとえば，ホウレンソウには100g当たり270μg，乾燥ワカメには10g当たり66μgのビタミンK_1が含まれています．一方，ビタミンK_2は，主に細菌によってつくられますので，納豆などの発酵食品に多く含まれますし，また，ヒトの体内の腸内細菌によってもつくられます．納豆50g（1パック）中のビタミンK_2含量は300μgになります．

　厚生労働省が策定した食事摂取基準によりますと，ビタミンKの1日当たりの摂取目安量は，18歳以上の男性では75μg，18〜29歳の女性では60μg，30歳以上の女性では65μgとされています．化学的に合成されたビタミンK_3〜ビタミンK_7は過剰症があるため，摂取量に気をつけなければいけませんが，天然に存在するビタミンK_1とビタミンK_2は，過剰症の心配はないとされ，上限値は設定されていません．一方，日本人のビタミンK摂取量は，200〜300μgで，どの世代でも摂取目安量を十分に満たしています．これは，納豆やノリなど，日本人が日常的に摂取する食品素材中に，ビタミンKがたくさん含まれるためでしょう．

　ビタミンKは，骨形成に働くタンパク質（オステオカルシン）を合成する酵素（γ-カルボキシラーゼ）の働きを助けます．骨芽細胞でつくられたオステオカルシンは，そのままでは骨との親和性が低いのですが，ビタミンK依存性γ-カルボキシラーゼによって，構造中に三つあるグルタミン酸残基がγ-カルボキシル化（Gla化）されると，骨との親和性が高くなり，骨形成を促進します．すなわち，ビタミンKは，骨形成に働く酵素の活性を高めます．

　以上，食の面から，骨を丈夫にし，骨粗しょう症を予防するために気をつけ

なければならないことを説明しました．ここで取り上げたカルシウム，ビタミンD，イソフラボン，ビタミンKのうち，日本人が特に意識して摂取しなければならないのはカルシウムです．いずれの世代においても，カルシウム摂取量は，摂取目安量の50～85％程度しかとれていません．今後さらに高齢化が進むなかで，骨粗しょう症の患者数の増加を抑えるには，国民が意識して，カルシウムの吸収効率を高める成分と一緒にカルシウムを十分に摂取することが大切です．ビタミンD，イソフラボンは適度にとれていますので，逆にとりすぎにも注意した方がよいかもしれません．ビタミンKは十分にとれていますので，特に心配はないでしょう．

コラーゲンは骨の構成成分ですが，コラーゲンを食べても骨のコラーゲンになるわけではありません．食事から摂取したタンパク質は，ペプシンやトリプシンなどの消化酵素で分解されますので，コラーゲンも分解されて，小腸から吸収されるときにはアミノ酸やペプチドなどの小さな分子になっています．コラーゲンを増やすには，その合成に必要なビタミンCを，適度に（15歳以上の摂取推奨量は，男女とも，1日当たり100 mg）とった方がよいでしょう．

カルシウム，ビタミンD，イソフラボン，ビタミンK，ビタミンCなどは，サプリメントとしてもみかけますが，サプリメントには，すでに機能のわかっている成分しか入っていません．けれども，食品中には，無数ともいえるほどいろいろな成分が含まれており，そのなかには，まだみつかっていない機能性成分が含まれているかもしれません．つまり，食品を食べれば，知らず知らずのうちに，未知の機能性成分もとっている可能性があります．また，多くの成分は，適度の摂取では身体によいものの，とりすぎると害になります．けれども，食品は一度に食べられる範囲がある程度決まっていますので，食事からとっている分には，過剰摂取のリスクはそれほど高くなく，また，いろいろな食品をとっていれば，さらにそのリスクは減るでしょう．健康な生活を送るには，いろいろな食品をバランスよくとることが大切であることを最後に強調しておきます．

〔熊谷日登美〕

文　　献

1) Kumagai, H., Ishida, S., Koizumi, A., Sakurai, H. and Kumagai, H.: *J. Agric. Food Chem.*, **50**, 172-176, 2002.
2) 熊谷日登美：日本農芸化学会誌, **77**, 1110-1112, 2003.
3) Kumagai, H., Koizumi, A., Suda, A., Sato, N., Sakurai, H. and Kumagai, H.: *Biosci. Biotechnol. Biochem.*, **68**, 1598-1600, 2004.
4) Kumagai, H., Koizumi, A. and Kumagai, H.: *ACS Symposium Series*, in press.

II 食と健康

7 食とがんの予防

　近年，わが国のがんによる死亡者数は増加しています．かつて日本人の死亡原因は肺炎や結核などの感染症によるものでした．衛生状態や生活環境の改善，食生活の向上により感染症による死亡者数は急激に減少し，1980年からはがんが日本人の死亡原因の第1位となりました．

　この章では，わが国のがんを取りまく状況，発がんのメカニズム，がんの生物学的な特徴などについて概説し，さらに食によるがんの予防の可能性について考察します．

◆ 7.1 がんと生活習慣病 ◆

　がんは生活習慣病の一つと考えられています（図7.1）．病気の成り立ちを

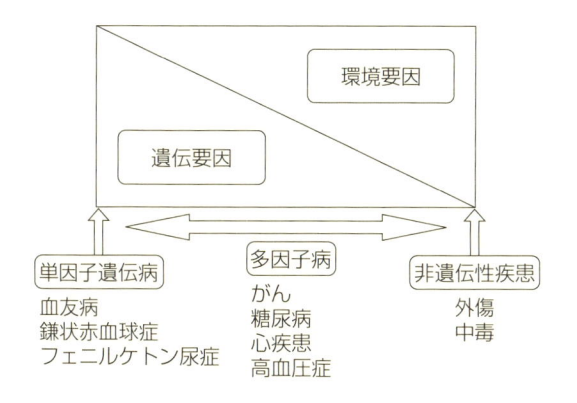

```
         環境要因
    遺伝要因

単因子遺伝病    多因子病      非遺伝性疾患
血友病         がん          外傷
鎌状赤血球症    糖尿病        中毒
フェニルケトン尿症 心疾患
              高血圧症
```

図7.1　遺伝要因，環境要因と病気

考えてみると，遺伝的な要因が強いものと，環境要因が強く関与するものに分類することができます．血友病，鎌型赤血球症，フェニルケトン尿症などの単因子遺伝病は，それぞれ血液凝固因子（第VIII因子，第IX因子），ヘモグロビン，フェニルアラニン水酸化酵素の遺伝子の異常により発症します．これらの遺伝病では，環境要因の関与はなく，単一の遺伝子の異常によって病気が起こります．すなわち，親から子へ遺伝する典型的な遺伝病です．一方，外傷や中毒などの事故に対しては，遺伝的な要因の関与はきわめて少なく，これらは環境要因のみによって起こります．

がん，2型糖尿病，心疾患，高血圧症などのいわゆる生活習慣病は，遺伝的な要因と環境要因の両者が関与すると考えられています．生活習慣病は，食習慣，運動習慣，休養，喫煙，飲酒などの個人の生活習慣がその発症，進行に関与する病気と定義されています．これまでのがんの原因に関する調査・研究によると，がんの原因の第1位は「食事」と「たばこ」で，それぞれ30%を占めています[1]．すなわち，「食事」と「たばこ」をうまくコントロールするこ

表7.1　がんを防ぐための12ヵ条

1.	バランスのとれた栄養をとる 　　―いろどり豊かな食卓にして―
2.	毎日，変化のある食生活を 　　―ワンパターンではありませんか？―
3.	食べすぎをさけ，脂肪はひかえめに 　　―おいしい物も適量に―
4.	お酒はほどほどに　―健康的に楽しみましょう―
5.	たばこは吸わないように 　　―特に，新しく吸いはじめない―
6.	食べものから適量のビタミンと繊維質のものを多くとる 　　―緑黄色野菜をたっぷりと―
7.	塩辛いものは少なめに，あまり熱いものは冷ましてから 　　―胃や食道をいたわって―
8.	焦げた部分はさける　―突然変異を引きおこします―
9.	カビの生えたものに注意　―食べる前にチェックして―
10.	日光に当たりすぎない　―太陽はいたずら者です―
11.	適度にスポーツをする　―いい汗，流しましょう―
12.	体を清潔に

（国立がんセンターがん対策情報センターホームページ[2]より作成）

とによって，がんの60%は予防が可能であることを示唆しています．わが国のがん予防のための12ヵ条（表7.1)[2)]をみてみると，これまでのがんの原因に関する調査・研究の成果が十分反映されています．実際，この12ヵ条を積極的に実行すれば，がんの約60%が予防できると専門家は考えています．また，この12ヵ条は，国際的ながん予防の指針ともよく一致しています．

◆ 7.2 わが国におけるがんの特徴 ◆

　2005年のがんによる年齢別の死亡者数をグラフにすると，男性，女性とも40歳以降，がんによる死亡者数は急激に増加しています（図7.2）．また，女性に比べて男性のがんによる死亡者数が多いのも特徴です．わが国では，がんによる死亡者数は増加しつづけており，1960年に比べて2000年では約3倍に増加しました．この増加は，日本人の寿命と深く関係しています．2006年の統計によると日本人男性の平均寿命は79.0歳，女性は85.81歳で長寿記録を更新しつづけています．すなわち，わが国では，人口構成の高齢化により，がんのリスクが高い人たちが増加していることを意味し，それによってがんによる死亡者数が増加したことが考えられます．したがって，がんは老化現象の一つとしてとらえることができるかもしれません．

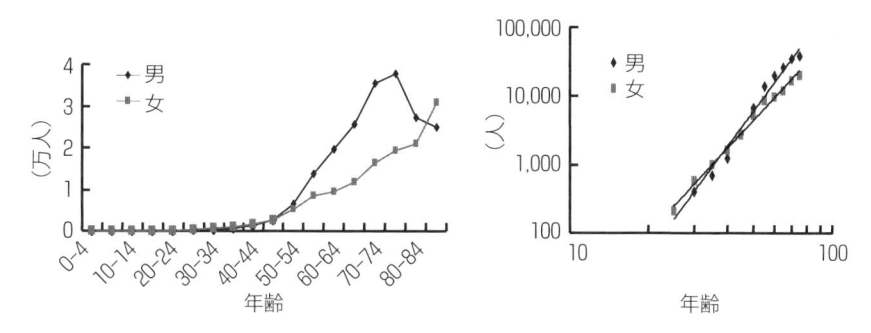

図7.2 がんの年齢別死亡者数
通常目盛（左），対数目盛（右）．
（人口動態統計によるがん死亡データ（1958～2005年），人口動態統計（厚生労働省大臣官房統計情報部），国立がんセンターがん対策情報センターをもとに作図）

7.3 がんを起こすための変異―細胞のがん化

図7.2の各年齢におけるがんの死亡者数のグラフを，通常目盛から両対数目盛に変換して表示すると，グラフはほぼ直線を示し（図7.2），平均五つの変異が遺伝子に生じないとがんは発生しないと考えられています[3]．細胞生物学的な観点からみると，遺伝子に変異を起こさせることは容易ではありません．私たちの細胞には，遺伝子の変異を検出して修復する優れたシステムが備わっています．さらに，修復が不可能な損傷を遺伝子に受けた細胞は，アポトーシス（プログラム細胞死＝細胞の自殺）を誘導してその細胞は消去されるようプログラムされているため，遺伝子に変異が起きる頻度は10^{-10}程度と推測されます．これらの点を考慮すると，五つの変化が細胞に発生する頻度は10^{-50}ときわめて低い確率になります．それでもがん細胞が発生するのは，遺伝子の修復機構もしくは遺伝子の変異を検出してアポトーシスを誘導する機能が欠損し，さらに細胞内で遺伝子の変異が起きやすいような変化が"長い年月をかけて"集積するからです．がんが臨床的に発見されるまでは30〜40年の時間がかかり，ヒトの典型的な腫瘍の成長過程をみると，X線により腫瘍が検出される細胞数は10^6個，腫瘍が触診できるようになるには10^9個の腫瘍細胞が必要です．さらに10^{12}個の細胞により患者は死に至ると考えられています．

7.4 がんと遺伝子の異常

がんは遺伝子の異常により起こる病気の一つです．しかし，鎌型赤血球症などのいわゆる遺伝病とは異なり，親から子へ遺伝するがんはきわめてまれです．これらのがんは「家族性」のがんとよばれています．家族性のがんでは，原因遺伝子が特定され，その遺伝様式が明らかにされているものもあります．遺伝的な要因が強いがんとして，前立腺がん，大腸がん，乳がんがあげられます．しかし，これらのがんについても環境要因の影響の方が大きいと考えられています．一方，家族性のがんとは異なる一般的ながんは「孤発性」のがんとよばれています．孤発性のがんの原因は，遺伝的なものではなく環境要因による遺伝子の異常であると考えられています．

◆ 7.5 発がんと遺伝子の異常 ◆

これまでの発がんに関わる多くの実験の結果，発がんの過程を①イニシエーション，②プロモーション，③プログレッションの3段階に分けて考えるモデルが提唱されました．発がんという現象を理解し，また，表現するのにこの多段階説は重要です[4]．

a．イニシエーション

発がん物質（イニシエーター）がDNAと反応し，ゲノム（遺伝子）に突然変異が起きた細胞をイニシエーションされた細胞とよびます．イニシエーションの段階では，発がん物質の代謝活性化，DNAへの結合，細胞増殖などが起こります．イニシエーションされた細胞のすべてが腫瘍を形成するわけではなく，これらの細胞の多くはアポトーシスにより除去されます．

b．プロモーション

イニシエーションされた細胞のいくつかにプロモーター作用を示す物質が作用して，増殖しやすくなる変異が誘発され，同一の表現型を示す細胞がさらに増殖します．一般的に，細胞にプロモーター物質が作用すると細胞は増殖し，ポリープなどの良性病変を形成します．これらの病変の多くは，退縮していきますが，非常に少ない細胞がさらに突然変異を起こして，悪性腫瘍（新生物）へと進展します．

c．プログレッション

プログレッションの段階では，悪性腫瘍細胞は増殖能，浸潤能および転移能を獲得します．この段階の細胞は，遺伝子が不安定性になることが特徴です．イニシエーターとなる物質は，遺伝子の突然変異をさらに増加させ，プログレッションを促進します．

発がん性を有する多くの物質は，それ自身では発がん性を示さず，生体内に取り込まれた後，解毒系酵素の作用によって活性化されて突然変異を誘発する

物質へと変化します．このような発がん物質を活性化する解毒系酵素は第Ⅰ相酵素とよばれています．また，第Ⅱ相酵素とよばれる酵素も存在し，通常，第Ⅰ相酵素によって生成された発がん物質を他の分子と結合させて体外へと排泄する反応を促進します[5]．

強力な肝発がん物質であるアフラトキシン B_1 を例にとってみてみましょう（表7.2）．アフラトキシン B_1 自体には発がん性はありませんが，体内に取り込まれた後，第Ⅰ相酵素により活性化され，これがDNAと結合してがんを起こします（図7.3）．がんの予防を考える場合，第Ⅰ相酵素による発がん物質の活性化を抑制し，同時に第Ⅱ相酵素による体外への排泄を促進することが重要です．

表7.2　食品や身の周りに存在する発がん物質，発がん要因

発がん物質	生成機構・所在
アフラトキシン B_1	保存状態のよくない穀物に生えるカビが産生する肝臓発がん物質
ヘテロサイクリックアミン	高温の調理によりアミノ酸から生じる発がん物質．魚肉類の焼け焦げなどに存在する
ニトロソ化合物	野菜や魚・肉製品由来の亜硝酸とアミンが胃内の酸性条件下で反応し生成する
ベンゾピレン	タバコの煙，焦げた食品，自動車の排気ガスなどに含まれる
紫外線・電離放射線	日光浴，医療用X線など

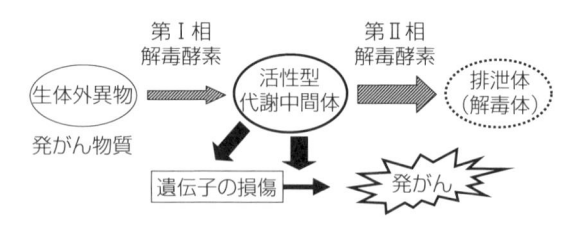

図7.3　解毒系酵素による生体外異物（発がん物質）の活性化と発がん

◆ 7.6 がんの特徴 ◆

　私たちのからだの臓器や組織を構成する細胞は一定のサイクルで増殖し，また，細胞死を誘導して細胞の入れ替えを行いながら恒常性を維持しています．細胞ががん化すると，周囲との調和のとれた増殖能を喪失し，自立増殖能を獲得します．すなわち正常な増殖の制御を受けずに増殖するようになります．さらに，がん細胞は，本来別の細胞が存在するはずの場所に侵入するようになります．これは浸潤とよばれる現象で，浸潤能を獲得することにより周囲の組織への侵入のみならず，血液やリンパ管を介してより遠くの臓器や組織に転移し二次腫瘍を形成します．同時に腫瘍の周囲に新しい血管網を張り巡らせ（血管新生），本来正常な細胞が摂取すべき栄養をがん細胞が利用し，さらなる増殖を繰り返して個体を死へと導きます．浸潤や転移によりがんが拡大すると根絶は困難をきわめます．

◆ 7.7 がんの予防 ◆

　これまでに述べた発がんのメカニズムやがんの特徴に基づいて，その予防についてまとめてみると図7.4のようになります．がんの予防において最も重要なのは，がん細胞ができないようにすることです．すなわち，発がん物質が体内に取り込まれないようにすること（吸収阻害），また，体内で遺伝子の突然変異を起こす形態に代謝活性化されないようにすること（活性化の阻害），DNAの保護，遺伝子の複製上のエラーの修復の促進などが重要です．これらは，がんの一次予防とよばれています．
　一方，細胞ががん化してしまった場合でもがん細胞の増殖能の低下，浸潤や転移の抑制により患者への負担を低減させ，外科的な治療成績を向上させることができます．このようながんの増殖能や悪性化の抑制はがんの二次予防とよばれています．二次予防では，がん細胞の細胞周期の停止，アポトーシスの誘導，免疫系の活性化による腫瘍の退縮など，がんの増殖抑制に加えて，がん細胞の遊走や接着の阻害，血管新生の阻害など，がんの転移を阻止することが重要になります．

```
┌─ がんの一次予防 ─┐
│ 発がん抑制
│ ・発がん物質の体内への吸収阻害
│ ・発がん物質の代謝活性化の阻害
│ ・発がん物質の代謝・排出促進
│ ・DNAの保護,DNA損傷の修復　など
└──────────────┘

┌─ がんの二次予防 ─────────────────┐
│ ┌─ 増殖抑制 ─┐  ┌─ 転移予防 ─┐
│ │・がん細胞の細胞周期停止│ │・がん細胞の接着・│
│ │・がん細胞のアポトーシス誘導│ │　遊走の阻害│
│ │・免疫系活性化によるがん縮退│ │・血管新生阻害│
│ │　　　　　　　　　　など│ │　　　　など│
└────────────────────────────┘
```

図 7.4　がんの一次予防と二次予防

◆ 7.8　がんと食品成分 ◆

　がんは生活習慣病の一つで,特に食事や食習慣と密接に関係しています(7.1節参照).では,食事はどのようにがんと関連しているのでしょうか？これまでの遺伝子の異常や発がんと食品成分の関係についての研究の多くは,試験管レベル(*in vitro*)での研究や実験動物を用いた研究です.実際には,ヒトでの介入試験や疫学的な研究の成果とあわせて,食品やその成分のがん予防効果を評価することが重要です.ここでは,これまでに一般的に知られている食品成分とがんの関係についていくつかの例を紹介します.

　抗酸化作用を有する物質には抗がん作用が期待されます.がんの多くは発がん物質によるDNAの塩基の修飾が発端となりますが,私たちの体内では酸素呼吸による活性酸素が絶えず生成され,これらの活性酸素により遺伝子の変異(イニシエーション)やプロモーション,プログレッションが促進されます.したがって,抗酸化作用を有するビタミンA,ビタミンE,植物性食品由来のポリフェノールなどの機能性が注目されています.

　ビタミンAについては,緑黄色野菜に多く含まれるβ-カロテンをはじめとしたプロビタミンA(ビタミンAの前駆物質)の抗がん作用が注目されてきました.これは,プロビタミンAを豊富に含む緑黄色野菜の摂取がんの罹患率を低下させるという疫学研究が多く存在することによります.ビタミン

Aそのものには細胞の核内に受容体が存在し，毒性などの副作用が強いことが問題視されてきました．そこでこれらの副作用の問題を回避するために体内で必要量が活性型ビタミンAに変換されるプロビタミンが注目されました．その後，動物実験によりプロビタミンAであるβ-カロテンそのものに抗がん作用があること，また，α-カロテンにはβ-カロテンより強力な抗がん作用が見いだされました．さらに，リコピン，ルテイン，ゼアキサンチンなどの多くのカロテノイドが抗発がん作用を有することが動物実験により明らかにされています．しかし，ボランティアによる大規模な無作為化試験ではβ-カロテンの顕著ながん予防効果は認められず，逆に喫煙者に高用量のβ-カロテンを投与した場合には，肺がんのリスクは上昇しました．したがって，β-カロテン単独では，がん予防効果は期待できないという考え方が一般的です．緑黄色野菜中には，β-カロテン以外のカロテノイドが多く含まれ，また未知の抗がん作用成分の存在も考えられます．β-カロテンはこれらの成分との相互作用によりがん予防効果を発揮している可能性が考えられます．

カテキン類の一つであるエピガロカテキンガレートは，緑茶の茶葉に多く含まれているポリフェノール化合物です．エピガロカテキンガレートには，抗酸化作用に加え，抗菌作用，抗変異原作用，抗腫瘍作用などの多くの生理作用が報告されています．実際，緑茶を多飲する人々にはある種のがんが少ないことも疫学的に証明されています．エピガロカテキンガレートはDNA損傷や，膜脂質の過酸化を抑制することで発がんを抑制すること，白血病細胞をはじめ各種がん細胞にアポトーシスを誘導することも知られています．

オーラプテン，ノビレチン，β-クリプトキサンチンなどのカンキツ類由来の成分，ゲニステイン，ダイゼインなどの大豆由来イソフラボン，赤ワインに含まれるレスベラトロール，カカオポリフェノールなどについても動物実験のレベルでは，抗がん作用が確認されています．上記の物質に共通している性質は抗酸化作用です．酸素呼吸により発生する活性酸素を，食品を介して摂取するポリフェノールにより制御することは，重要ながん予防戦略の一つと考えられます．

一方，筆者らは，ニンニクの特徴的な香気成分であるジアリルトリスルフィドが発がん物質の活性化を抑制したり，体外への速やかな排出を促進したりす

る可能性を見いだしました．また，ジアリルトリスルフィドはヒト大腸がん細胞の細胞周期を停止させることにより，これらの細胞にアポトーシスを誘導することも明らかにしています[6,7]．

7.9 バランスのとれた食事によるがんの予防―実践とがん研究の方向性

　私たちは日々の食事により食品を介してさまざまな栄養素を摂取しています．これまでに述べた抗がん作用を有する機能性成分は，通常単一な化合物として摂取するのではなく食品という化学物質の複雑な混合物として摂取します．これまでに述べた β-カロテンの抗がん作用に関する研究の例からも，β-カロテンの摂取より，β-カロテンを含む緑黄色野菜を食べることが重要であると考えられます．さらに，トマトの抗がん作用に関する動物実験においても，凍結乾燥したトマトパウダー，トマトジュース，トマトピューレとして摂取させた場合では，その抗がん作用は大きく異なりました．すなわち食品を多因子から構成される複雑系として認識し，それらの成分間の相互作用，吸収制御，抗がん作用における相乗効果，相殺作用などについても研究を進める必要があります．

　一方，日常の食生活においては，バランスのよい食事ががんをはじめとした各種疾病の予防においてはきわめて重要です．これは7.1節で述べたがんの原因に関する疫学調査の結果とも一致します．農林水産省と厚生労働省は，国民の健康を増進する目的で「食事バランスガイド」に基づいた食育を推進しています[8]．これは，広く国民がバランスのよい食事を実践するのに役立っています．

　今日，がんの予防をうたった食品や食品成分に関する情報が氾濫しています．食とがんの予防に関する情報については，その情報が科学雑誌に掲載されたものか，個人の経験談，体験談かを厳密に区別する必要があります．科学雑誌に掲載された論文は，同一分野の研究者による査読を受けて掲載されているので，一般的に信憑性は高いです．科学雑誌に掲載された論文に関しても，その研究対象や方法について吟味し，① 試験管内での研究，② 実験動物を用い

た研究,③ヒトを対象とした研究に分類して取り扱う必要があります.さらに実験や研究の規模(実験例数,症例数,実施期間,調査規模など)が十分であるか,得られた結論についての問題点や他の研究者の成績と比較した考察がなされているか議論する必要があります.特にがんの予防に関する研究では,疫学研究の成績が重要となります.

WHO(世界保健機関)とFAO(食糧と農業機関)の『食物,栄養と慢性疾患の予防』に関する報告書では,疾患の予防効果に関して①予防効果は確実,②おそらく予防効果がある,③予防効果はあるかもしれない,④予防効果に関する証拠が不十分,に分類しています[9].7.8節で述べた抗がん作用を有すると考えられる食品成分に関しては,③もしくは④のランクにとどまっています.

今後,各種食品中の抗がん作用を有すると考えられる栄養成分,機能性成分の抗がん作用について,さまざまな角度から研究することにより,食とがんの関係が明確にされることが期待されています. 〔関 泰一郎〕

文　献

1) Harvard Reports on Cancer Prevention. Volume I: Human Causes of Cancer, *Cancer Causes & Control*: Volume 7 Supplement, 1996.
2) 国立がんセンターがん対策情報センター:がんを防ぐための12ヵ条(http://ganjoho.ncc.go.jp/public/pre_scr/pre_12.html)(国立がんセンター監修),(財)がん研究振興財団,1996.
3) 三浦　豊:健康栄養学(小田裕昭,加藤久典,関　泰一郎編),pp. 187-203,共立出版,2005.
4) 鈴木敬一郎訳:がんのベーシックサイエンス(第3版)(谷口直之,大島　明,鈴木敬一郎監訳),pp. 29-55,メディカル・サイエンス・インターナショナル,2006.
5) 山添　康:薬物代謝学(加藤隆一,鎌田哲也編),pp. 213-224,東京化学同人,2001.
6) Hosono, T., Fukao, T., Ogihara, J., Ito, Y., Shiba, H., Seki, T. and Ariga, T.: *J. Biol. Chem.*, **280**(50), 41487-41493, 2005.
7) 関　泰一郎,有賀豊彦:バイオサイエンスとインダストリー,**64**(11),609-613,2006.
8) 内閣府:食育白書19年版,時事画報社,2007.
9) WHO: Diet, Nutrition and the Prevention of Chronic Diseases. Report of a Joint WHO/FAO Expert Consultation. Technical Report Series No. 916, World Health Organization, 2003.

III 食と安全

8 わが国の食の安全性

　食品の原材料である農畜産物を生産する段階から，その生産物を加工する段階，さらに調理または半調理された食品を保管・輸送する流通段階，加工・調理された食品をヒトの口に入るまでの家庭での段階，いずれにおいても安全性（safety）を確保することは，ヒトの健康を考えるうえで最も優先しなければならない課題です．特に近年，その傾向は強く，社会全体が食品の安全と安心を強く求める時代を迎えています．

　このような消費者の要求に応えるため，食品の製造から消費に至るまでのすべての段階において安全性を確保できるように，危害分析に基づいて危険要因を明らかにし，未然に事故の発生を防止することを目的とするHACCP（Hazard Analysis and Critical Control Point；危害分析重要管理点，ハサップ）とよばれている食品の衛生管理手法が導入されています．しかし，偽装表示，添加物の違法使用や食中毒事故は，相変わらず発生していて，食の安全性確保についてさらなる改善が必要です．

　特に，今日では食品原材料の生産現場である農場や牧場においても，生産者自身が生産した食品の原材料の安全性や品質を保証し，さらに優れた生産衛生環境を消費者に伝えるために，HACCP方式衛生管理システムを利用したり，食品の流通経路が確認できるトレーサビリティ制度を導入しています．さらに農薬等が一定量以上含まれる食品の流通を禁止するポジティブリスト制度が導入されて，食品の原材料段階でのリスク管理が広範に行われています．

　このように，国民が食品の安全性に関心が高く，またそれに生産者が積極的に応える背景には，現在の社会に「農場から食卓まで」あるいは「生産現場から食卓まで」の衛生概念が定着している事実があるからでもあります．すなわ

ち，人々が健全な日常生活を営むうえで，食品ならびにその原材料である農産物，畜産物，水産物などを生産する農場，牧場，海域や湖沼，さらに河川などを含めた養殖場における安全性の確保は，食品の栄養価値とその機能，さらに嗜好性などを論じる前に対処しておかなければならない基本的で重要な課題です．このように現代社会において人々が，食品の安全性に高い関心を寄せているため，これらの課題の解決は人々の健康と福祉を考えるうえできわめて重要な役割を担っています．

8.1 食の安全性に影響する社会の要因

a．社会的要因

わが国の食文化は，時代に伴う食材や調理方法の変化，また生活環境や地域の独自の習慣や伝統に応じて形成維持されてきました．一方，これらの食文化は地域社会における食品の安全性の確保やその考え方を反映してきました．

今日，便利で文化的な生活と就職の機会を求めて，人々が都会に集まり，生活していますが，人口密度の高い都会では食品が大量に消費されるため，それらを販売する大型の食料品店が増加する結果になります．さらに，都会では男女ともに働く機会が多く，しかも核家族化が進んでいるため，家事労働に費やされる時間が減少しています．そのため，大規模な食品加工工場で大量生産された調理済み食品や半調理済み食品が，多くの人々に利用されることになりました．このような大規模な食品供給の状況下においては，コストの軽減と作業の効率を重視するため，製造過程における安全対策に不備が生じやすく，大規模な食中毒事故が発生する危険が大きいことになります．

b．経済的要因

一方，発展途上国では人口の急増に伴い食料の需要が増大し，特に経済成長とその生活水準の上昇に伴って動物性タンパク資源である畜産物の消費が拡大し，同時に畜産物を生産するうえで不可欠な多量の飼料の需要が生じています．また近年ではバイオエネルギーの生産拡大によりその供給源である穀類の食料への供給不足を招き，近い将来世界規模で食料資源の確保が困難になるだ

ろうことが指摘されています．すなわち，バイオエネルギー原材料や家畜飼料の需要の高まりは，人々の食品原材料となる穀物の供給不足を生じることになります．

　食品やその原材料の需要量が国内供給量を上回ると，輸入に頼らざるをえず，食品流通の広域化や国際化が生じる結果になります．わが国においても，2002年の食料の自給率はカロリーベースで40％，飼料用を含めた穀物全体の自給率は28％程度であるといわれ，輸入に頼らなければならない状況にあります．その際，輸入食品やその原材料，また輸入飼料については，量の確保と同時に品質，特に安全性についても関心を払う必要があります．これまでに，輸入食品については，病原微生物，抗菌性物質，農薬などの汚染や残留のほか，わが国では認められていない食品添加物や農薬の検出が報告されていて，いやがうえでも食品の安全性に対する人々の関心を高めています．

c．環境要因

　第二次世界大戦以降，鉱工業の発展や拡大によって，国内産業は飛躍的に進展し，それに基づく鉱工業製品の輸出拡大と経済成長によって国民の生活水準は向上しました．しかし一方では，工場ならびに鉱山からの廃棄物，煤煙や排水による環境汚染が進み，人々の健康に被害を及ぼし，特に水銀，カドミウムおよびダイオキシン汚染などについては，食物連鎖による食品汚染に発展した事例が多いことも事実です．これらの事例の反省から今日では，全国的に環境汚染を修復し，健全な食料資源の生産と供給を促す努力がなされています．表8.1に近代日本の食品衛生などに関わる主な事例をあげました．

◇◆ 8.2　食品を原因とする疾患とその危険性 ◆◇

a．有害物質

　細菌，ウイルス，細菌毒素，その他の有害物質に汚染された食品をヒトが摂取することによって生じる急性および亜急性の疾患を食中毒といいます（詳しくは第9章参照）．これまでの食中毒の概念にはカビ毒や自然毒，さらには化学物質による慢性的な健康障害は含まれていませんでしたが，今日ではこれら

表 8.1 近代日本の食品衛生に関わる主な出来事

年	主な出来事
1869	築地馬牛商社内に通商司屠牛所を開設
1874	農場修学場を創設，1877 年に駒場農学校に改称
1877	陸軍獣医学校の前身である陸軍馬医学会を設立
1885	獣医免許規則・獣医開業試験規則を公布
1886	コレラが国内大流行し，死者 10 万人以上
1887	軍馬伝染病取締規則を制定
1896	獣疫病予防法を公布
1897	伝染病予防法を公布，海港検疫の開始
1900	牛乳・獣肉営業取締規則を公布
1906	屠場法を公布
1918	スペイン風邪が流行
1920	家畜伝染病検疫規則を公布
1922	家畜伝染病予防法を公布
1926	獣医師法を公布
1937	保健所法を制定
1943	薬事法を制定
1947	食品衛生法・新保健所法を制定
1948	へい獣処理場に関する法律を制定
1949	獣医師法を制定
1950	家畜保健衛生所法を制定
1951	家畜伝染病予防法を改正，検疫法を制定
1953	屠畜場法を制定，水俣病が発生
1955	森永ヒ素ミルク中毒が発生，患者 12,344 人，死者 130 名
1956	ペニシリンショックが多発
1957	水道法を制定
1958	アジア風邪が国内大流行，患者 983,105 名 下水道法・学校保健法を制定，サリドマイド事件が発生
1962	コレラの国内侵入防止のため台湾バナナの輸入禁止
1963	コレラが国内で大流行
1967	公害基本法を制定
1968	カネミ油症事件が発生，大気汚染防止法を制定
1970	香港風邪が大流行，患者 139,830 名 水質汚濁防止法を制定
1971	イタイイタイ病の原因がカドミウムと判明 DDT を使用禁止，悪臭防止法を制定
1972	スモン病の原因がキノホルムと判明
1982	札幌で井戸水汚染による食中毒が発生，患者 7,262 名 大腸菌 O 157 による出血性大腸炎が出現
1984	熊本でカラシレンコン食中毒が発生
1985	ポリエチレングリコール入りワイン事件が発生
1986	チェルノブイリ原発事故に関連したと思われる輸入食品の放射能汚染
1994	新保健所法を地域保健法に改称，寄生虫予防法を廃止
1996	病原性大腸菌 O 157 が国内大流行，患者 8,125 名
1999	感染症の予防及び感染症の患者に対する医療に関する法律（感染症法）を施行
2000	雪印食中毒事件が発生
2001	牛海綿状脳症（BSE）が国内発生

（酒井健夫：獣医疫学—基礎から応用まで—（獣医疫学会編），pp. 208-210，近代出版，2005 年より改変）

も含めて食品を原因とする疾病を食品媒介性疾患とよんでいます．

　食品を摂取したヒトに発生する疾病の多くは経口的に感染し，原因物質としては，サルモネラ属菌，ブドウ球菌，ボツリヌス菌，腸炎ビブリオ，腸管出血性大腸菌などの細菌，ノロウイルスなどのウイルス，フグ毒（テトロドトキシン），シガテラ毒などの動物性自然毒，麦角成分（エルゴタミン），バレイショ芽毒成分（ソラニン），生ウメ有毒成分（シアン）などの植物性自然毒，および化学物質などがあげられます．

b．食 中 毒

　細菌性の食中毒は，その発現機序から原因菌がヒトの腸管粘膜の上皮細胞内に侵入し，細胞内で増殖したり，あるいは原因菌が血液内に侵入して菌血症の状態となる感染型と，原因菌の産生する毒素によって胃腸炎，下痢，嘔吐，あるいは神経麻痺などの症状を引き起こす毒素型に分類されます．毒素型はさらに，毒素の産生される場所の違いによって，食品内毒素型と生体内毒素型に分類されます．細菌性の食品中毒は，発現する症状から消化器症状型と神経症状型に大別され，消化器症状型はサルモネラ属菌，大腸菌，腸炎ビブリオなどによる下痢型と，ブドウ球菌が原因菌となる嘔吐型に分類されます．また，自然毒や化学物質による食中毒も症状から，消化器症状型，神経症状型，皮膚症状型，泌尿器症状型，呼吸器症状型に分類されますが，複数の症状を示す場合もあります．このように何気なく食中毒といっている疾病は，その原因や症状によって内容は複雑であり，素人考えで対処するのは危険です．

c．対　　策

　わが国ではこれらの食品を介して発生する疾病を阻止するため，食品加工施設には精度の高い衛生管理技術や前述したHACCPなどの概念を導入し，施設内の環境を改善し，病原体の制御技術を向上させ，衛生的な施設が普及しましたが，世界中の先進国と同様に食中毒は根絶されていません．その理由は，食品は必ず微生物と共存していること，食品は栄養価値が高いため微生物が増殖しやすいこと，農畜産物は微生物が多量に存在している野外や開放環境下で生産されていることに起因しています．また，農薬や抗生物質は食物連鎖を介

してヒトに容易に取り込まれやすいことを忘れてはいけません．

8.3　食品の安全性確保に向けた行政対応

a.　食品安全委員会

わが国では，国民の健康維持を最優先に，食品安全行政の確立を目的とする食品安全基本法が2003（平成15）年5月23日に制定され，同年7月1日から施行されました．同法の基本理念は，国民の健康の保護が最重要であるとする基本的な考え方の下で，食の安全性の確保のため，食品の供給段階において，国際的動向および国民の意見に配慮し，科学的な知見に基づいて，食品の安全性確保のために必要な対策を立てることにあります．本法の施行に伴ってわが国に食品による健康被害を科学的に分析するいわゆるリスク分析が導入され，食を介してヒトの健康に与えるさまざまな影響について，科学的，客観的かつ公正に評価する機関として，食品安全委員会が内閣府に設置されました．

近年，食品の安全性に関する国民の関心は高く，これらを背景とした多くの議論がなされており，しかも一部の人々の間では食を原因とする危険性をゼロにしたい，いわゆるゼロリスクを強く求める傾向にあります．しかし，食の安全にはゼロリスクは存在せず，リスクが存在することを前提として評価し，そのリスクを制御することが国際的にも認識されています．したがって，今後わが国においても同様に，食の安全にリスクが存在することを十分認識して対応しなければなりません．すなわち，食品を摂取することによってヒトの健康に障害を与えることを防止し，制御するための科学的な分析手法として，「リスク評価」，「リスク管理」および「リスクコミュニケーション」の手法が活用されています．

食品の健康に対する影響を評価するリスク評価は，前記の食品安全委員会が担当し，食品に含まれる可能性のある有害な微生物や化学物質などがヒトの健康に及ぼす影響を科学的に評価し，必要があれば関係機関に勧告する立場にあります．具体的にヒトが食品を摂取することによって健康に及ぼされる影響を評価するには，物質の1日当たりの摂取許容量（acceptable daily intake：ADI）が設けられて，食品添加物や農薬などの安全性を示す値として用いられ

ています（詳しくは第10章を参照）．そのADIの設定は，評価の対象となる物質について各種の動物試験を行い，毒性が認められなかった量のうちで最も小さい量を無毒性量といい，通常は無毒性量の1/100（安全係数）の値をADIとします．たとえば，無毒性量が5 mg/kg 体重/日の場合は，ADIは0.05 mg/kg 体重/日となります．

一方，リスク管理は厚生労働省と農林水産省が担当し，リスク評価に基づいて人々の食生活の状況を考慮し，基準の設定や規制の実施などの行政的対応を行っています．また，リスクコミュニケーションは，消費者や事業者などと幅の広い関係者との間で，関係行政機関と連携しながら，情報や意見の交換を図ることにあります．

b. 食品の安全に関する法律

2003年の食品安全基本法の施行に伴い，食品の安全性確保に向けた多くの法規制が整備され，既存の関係法令が改正されました．1947（昭和22）年12月24日に公布された食品衛生法は，2003年5月30日に改正されました．同法では責任が求められる食品等事業者の範囲内に，食品を採取する者や運搬する者が明確に定義され，原料となる農畜産物の生産・出荷者である酪農家や集送乳従事者も対象になりました．すなわち，生産者と出荷者はもちろんのこと運送者も生産物についての安全性の確保，自主検査の実施，必要な情報の記録の作成と保管の責任が明確化されました．

また，動物用医薬品使用の規制に関する省令が，2003年4月28日に改正され，動物用医薬品の使用基準である使用年月日，使用場所，動物の種類と頭羽数，薬品の名称，用法，用量，使用禁止期間などについて，農家はその内容を記録し，保管に努めなければなりません．さらに，2003年3月7日に農薬取締法が改正され，無登録農薬の使用が禁止されるとともに，農薬の使用基準である使用年月日，使用場所，使用農作物，農薬の種類，名称，使用量，希釈倍数が設定され，農家がこれに違反してはいけないことになりました．このほかにも，食に関する法令はたくさんあります（表8.2）．

表 8.2 主な食に関する法令

- 食品安全基本法（平成 15 年 5 月 23 日改正）
- 食品衛生法（昭和 22 年 12 月 24 日公布，平成 15 年 5 月 30 日改正）
- 動物医薬品の使用に規制に関する省令（平成 15 年 4 月 8 日改正）
- 農薬取締法（平成 15 年 3 月 7 日改正）
- 食料・農業・農村基本法（平成 12 年 10 月 1 日施行，平成 17 年 7 月 29 日改正）
- 農林物質の規格化及び品質表示の適正化に関する法律（昭和 25 年 5 月 11 日制定，平成 17 年 6 月 26 日改正）
- 主要食糧の需要及び価格の安定に関する法律（平成 6 年 12 月 14 日制定，平成 15 年 7 月 4 日改正）
- 農産物検査法（昭和 26 年 4 月 10 日制定，平成 17 年 3 月 31 日改正）
- 遺伝子組換え生物等の使用等の規制による生物の多様性の確保に関する法律（平成 15 年 6 月 18 日制定）
- 牛海綿状脳症対策特別措置法（平成 14 年 6 月 14 日制定）
- 牛の個体識別のための情報の管理及び伝達に関する特別措置法（平成 15 年 6 月 11 日改正）
- 食育基本法（平成 17 年 6 月 10 日制定）
- 健康増進法（平成 14 年 8 月 2 日制定）

8.4 食の安全性に対する国民の期待

わが国における畜産食品の消費量は，国民生活の経済的，文化的向上に伴い，2001 年は 1960 年の約 10 倍に増加しました．豊かになった食生活を支えるため，農畜産の現場では限られた国土のなかで集約的な生産や生産技術の改善によって対応してきました．しかし，1994 年のウルグアイラウンド妥協に伴う農畜産分野の貿易の自由化による国際競争の激化，さらに国内では農業や畜産農家の高齢化と後継者不足，農業資材や家畜糞尿などの畜産廃棄物の処理問題，農畜産物の生産不安定と価格の低迷などによって農家戸数が減少し，食糧の自給率の低下に拍車がかかっています．

このような多くの課題があるなかで，安全性，高品質，低価格，多品目という消費者ニーズに応えるため，生産者は良質の食品原材料を確保し，供給する努力をしてきましたが，2001 年に発生した牛海綿状脳症（BSE），いわゆる狂牛病によって牛肉の消費量が激減したように，消費者の食品に対する安全性の追求はヒステリックと思えるほど敏感で，かつ過激であります．

このような社会現象による消費の急変が生産農家に大きな負担となっている

ことは無視できません．さらに，農産物であれ，畜産物であれ，生産環境の整備なしでは計画的な生産は不可能です．すなわち，休耕田が利用できるからといって明日から米の収穫はできませんし，搾乳できる乳牛の頭数を急に増加させたり，減少させたりすることは現実には不可能です．また，食の安全性と無関係の風評被害によって生産農家が被る被害は，生産量の減少に伴う商品選択の制約や価格の上昇によって，消費者にとっても被害が膨らむ結果になることも無視できません．

また農畜産物の自給率が低下して輸入に依存する比率が高くなると，国内需要を安定的に供給することは困難になります．BSEの国内発生は牛肉の消費に，また高病原性鳥インフルエンザの発生は鶏肉や鶏卵の消費に大きな影響を与えました．加えて，気象の異変や異常気象，今日大きな話題となっている地球温暖化などは，農畜産物の生産に直接的に，かつ間接的に影響し，生産環境を不安定に追いやるものです．

いずれにしても，農畜産物の自給率の維持と向上，安全性が確保された農畜産物の生産と供給は，農家の生産性や収益性の確保のみならず，国民の生活の安定と食の安全性確保を目指すうえから広く議論し，国民のコンセンサスを得なければなりません．

〔酒井健夫〕

III 食と安全

9 食中毒とその予防

　人の生命や健康の維持・増進にとって必要不可欠な食品は，安全性，完全性そして健全性が確保されたものでなければなりません．しかしながら，日常生活のなかでしばしば食品を介した健康危害に遭遇することがあります．

　現代社会では，人口が都市に集中する傾向があるため，大規模な工場で量産された既成食品（調理済み，半調理済み）の利用が増加します．このような量産食品に製造上の問題があると，多数の消費者を巻き込んだ事故に発展する危険性があります．事実，2000（平成12）年に大阪で発生した加工乳を原因とした食中毒では13,420名もの患者を出す事件にまで発展しています．

　わが国は多くの食品を輸入に頼っているため，食料自給率は消費熱量ベースで計算するとわずか39％（2006年）です．また，海外では，日本の規格にあわない食品添加物や薬品が食品に使用されていたり，食品が病原微生物や農薬などの汚染を受ける例もあります．したがって，輸入食品については，単に量の確保のみではなく，品質，特に衛生状態に重大な関心を払う必要があります．

　最近は健康指向などの理由で，食塩濃度を低くしたり，食品添加物濃度を低く抑えた食品が増えています．これらの食品では，当然，保存性も低下しているので，従来品と同じ感覚で取り扱うと食中毒の発生を招く可能性も高くなります．さらに，遺伝子組換え作物を原料とした食品も続々と開発されていますが，これらの食品による健康危害は依然として未知の状態です．

　このように，食品に関わる要因が多様化している現代社会では，食品が関係する事件が発生した場合，私たちの毎日の食生活に直接影響を及ぼすため，大きな社会問題にまで発展することがあります．特に，直接健康危害に結びつく

食中毒の発生状況をみても,衛生状態は過去に比べ格段によくなったとはいえ,発生数や患者数は,依然として減少の兆しはみえていません.したがって,健全な食生活を安全かつ安心に送るためにも,食中毒の予防に十分な注意を払う必要があります.

◆ 9.1 食中毒とは ◆

食中毒は「細菌,ウイルス,寄生虫,細菌毒素,あるいはその他の有毒物質が含まれる食品の摂食によって起きる急性,亜急性の疾患」と定義されます.食中毒を病因物質により大別すると,① O 157 やサルモネラなどの細菌による細菌性食中毒,② 食品に薬品や農薬などの化学物質が混入したりして発生する化学性食中毒,③ 毒キノコや自家調理のフグなどを食べて発生する自然毒性食中毒,④ 冬に生カキなどを食べて発生するウイルス性食中毒,⑤ 食品を汚染した細菌が食品中で産生したヒスタミンによって起こるアレルギー様食中毒などがあります.

食中毒というと,レストランや旅館などの飲食店での食事が原因と思われがちです.しかし,毎日食べている家庭の食事でも発生しますし,日常生活のなかにも食中毒が発生する危険性はたくさん潜んでいます.実際に,厚生労働省に報告のあった食中毒事件をみても,家庭の食事が原因の食中毒が全体の20%近くを占めています.

◆ 9.2 日本の食中毒の特徴 ◆

わが国で発生する食中毒には,以下のような特徴がみられます.

表 9.1　わが国の食中毒の発生状況(2006 年)

病因物質	事件数	患者数
細菌性食中毒	1,491	39,026
ウイルス性食中毒	504	27,696
自然毒食中毒	138	511
その他	7	23

① 患者数，発生件数ともに細菌性食中毒が最も多く，ついでウイルス性食中毒の順になっています（表9.1）．

② 細菌性食中毒の原因には，さまざまな細菌が関与しており，いずれも7～9月にかけて多発します．これは，原因となる細菌が夏の蒸し暑いときに旺盛に繁殖するためです．近年，卵あるいは卵を使用した食品に起因するサルモネラ菌の食中毒が増えています．また，魚介類，その加工品を原因食とする腸炎ビブリオ食中毒の発生件数が夏季に多くみられます．これは，原因菌が夏季になると海水中にたくさん出現すること，その増殖速度がきわめて速いこと，さらに日本人が生魚（刺身）をよく食べる習慣に起因しています．カンピロバクター食中毒では散発事例が，ウエルシュ菌，サルモネラ，ブドウ球菌食中毒では，1事件当たりの患者数が多いのが特徴です（表9.2）．

③ 植物性自然毒による食中毒は，9～10月に多発します．これは，キノコの発生時期に食用キノコと毒キノコを間違えて食べてしまうためです．また，5～6月には山菜に起因する食中毒の発生がみられます．これは，ワラビやゼンマイなど食用の山菜とその他の有毒植物を間違えて食べてしまうために発生します．

④ 動物性自然毒による食中毒の発生件数は少ないのですが，発生した場合

表9.2 わが国の細菌性食中毒の傾向（2006年）

病因物質	事件数	患者数	1事件当たりの患者数
カンピロバクター・ジェジュニ/コリ	416	2,297	5.5
サルモネラ属菌	124	2,053	16.6
ウエルシュ菌	35	1,545	44.1
腸炎ビブリオ	71	1,236	17.4
ブドウ球菌	61	1,220	20
その他の病原大腸菌	19	902	47.5
セレウス菌	18	200	11.1
腸管出血性大腸菌（VT産生）	24	179	7.5
ボツリヌス菌	1	1	1
赤痢菌	1	10	10
その他の細菌	4	23	5.8
計	774	9,666	

の致命率は高いのが特徴です．これには，日本人のフグを食べる食習慣が関係しています．フグによる食中毒は冬期に多発しますが，これは，冬はフグが旬の時期でもあり，またフグの毒力もこの時期に最大となるためです．

⑤ 化学物質の多くは誤用により発生するため，発生に季節的な特徴はみられません．

⑥ 最近，ノロウイルスなどによるウイルス性食中毒が増加しています．特に，ノロウイルスによる食中毒は冬に多発します．その理由の一つとして，ノロウイルスはカキの体内に蓄積され，冬に生カキが多く食べられることがあげられます．

◆ 9.3 細菌性食中毒の作用機序別分類 ◆

細菌性食中毒は，感染型と毒素型の二つのタイプに大別されます．

感染型の細菌性食中毒は，食品とともに摂食された大量の食中毒菌が，胃酸のバリアーを突破して，腸管の表面に定着し，さらに腸管細胞の内部に感染するタイプをいいます．患者は菌血症や腸炎などを起こします．感染から発症までの期間（潜伏期間）が比較的長いのも特徴の一つです．代表的な感染型食中毒に，サルモネラ食中毒やカンピロバクター食中毒があります．

毒素型の食中毒は，細菌が産生する毒素が原因で起こります．これには食品のなかで原因菌が増殖して産生した毒素を食品とともに摂食して起こる食品内毒素型のタイプと，食品とともに体内に取り込まれた菌や芽胞が腸管内で増殖し，その菌が腸管内で産生した毒素が原因となる生体内毒素型のタイプがあります．

◆ 9.4 細菌性食中毒の症状別分類 ◆

細菌性食中毒を症状別にみると，消化器症状型と神経症状型に大別されます．消化器症状型はさらに下痢型（腹痛，下痢，発熱などが主な症状）と嘔吐型（吐き気，嘔吐が主な症状）に分類されます．神経症状型（嚥下困難や呼吸困難）の食中毒はボツリヌス中毒のみです．

◆ 9.5 わが国の代表的な細菌性食中毒 ◆

a. サルモネラ食中毒

1) 病原体とその特徴

サルモネラ属菌が原因です．サルモネラには約2,500種類もの型が存在します．サルモネラは自然界に広く分布し，家畜，ペットなどが保有していることもあります．熱には弱く，60℃，20分間程度の加熱で死滅しますが，土壌や下水中では比較的長く生存し，低温や乾燥に強い性質をもっています．

2) 発生状況・原因食品

近年，わが国ではサルモネラ食中毒の発生数が細菌性食中毒の上位を占めています（表9.2）．2000（平成12）～2006（平成18）年間に発生したサルモネラ食中毒は，事件数124～518件，患者数は2,053～6,940名となっています

表9.3 わが国の代表的な食中毒の発生数

年度	サルモネラ	黄色ブドウ球菌	ボツリヌス	腸管出血性大腸菌	ノロウイルス
2000	518	87	0	16	245
2001	360	92	0	24	269
2002	465	72	0	13	268
2003	350	59	0	12	278
2004	225	55	0	18	277
2005	144	63	0	24	274
2006	124	61	1	24	499

表9.4 わが国の代表的な食中毒の患者数

年度	サルモネラ	黄色ブドウ球菌	ボツリヌス	腸管出血性大腸菌	ノロウイルス
2000	6,940	14,722*	0	113	8,080
2001	4,912	1,039	0	378	7,358
2002	5,833	1,221	0	273	7,961
2003	6,517	1,438	0	184	10,603
2004	3,788	1,298	0	70	12,537
2005	3,700	1,948	0	105	8,727
2006	2,053	1,220	1	179	27,616

* 大阪の加工乳を原因とした事例（患者13,420名）を含む．

(表9.3，表9.4)．学校給食や仕出し弁当などによる大規模な事件が多いのも特徴です．

サルモネラ食中毒は代表的な感染型の食中毒です．主な原因食品はウシ・ブタ・ニワトリなどの食肉，卵などで，特に近年はサルモネラに汚染された鶏卵を原因とする Enteritidis というタイプのサルモネラによる食中毒が増加しています．これまでに，卵焼きやオムレツ，手作りケーキやマヨネーズなどが原因で食中毒が発生しています．また，イヌ，爬虫類などのペットからの感染も要注意です．ネズミやハエなどによりサルモネラに汚染された食品が原因で発生することもあります．

3) 症　状

通常，1g 中に 10,000 個以上の菌が増殖した食品を食べると感染します．サルモネラに汚染された食品を食べた後，半日～2 日して吐き気や腹痛が起こります．ついで，38℃ 前後まで発熱し，下痢をくりかえすような症状が数日続きます．多くは点滴や抗生物質などの治療で治りますが，幼児や高齢者では重症化し，死亡することもあるので注意が必要です．

近年，ペットの爬虫類が原因の子どものサルモネラ症が増えているので，ペットを触った後は必ず手洗いすることを心がけるようにします．

b．ブドウ球菌食中毒

1) 病原体とその特徴

自然界に広く分布している黄色ブドウ球菌が原因です．その名前の通り，この菌は顕微鏡でみるとブドウの房状の形をしています．黄色ブドウ球菌は健康なヒトの皮膚やのど，化膿創などからも検出されます．したがって，調理する人の手や指に傷や湿疹があったり，傷口が化膿しているような場合は，食品を汚染する確率が高くなるので注意が必要です．ブドウ球菌は 10～15% の食塩濃度でも発育可能で，また，通常の調理温度やタンパク分解酵素でも分解されない毒素を産生し，これが本食中毒の原因になります．

2) 発生状況・原因食品

2000（平成 12）～2006（平成 18）年の間に発生したブドウ球菌食中毒をみると，事件数は 55～92 件，患者数は 1,039～14,722 名です．死亡することはほ

とんどありません（表9.3，表9.4）．2000（平成12）年には大阪で13,420名もの患者を出した加工乳事件が発生しています．

ブドウ球菌食中毒は典型的な食品内毒素型の食中毒で，食品中で黄色ブドウ球菌が10^6個/g程度まで増殖し，産生した耐熱性の毒素を食品とともに摂取すると発症します．原因食品は，わが国ではにぎりめしや弁当類によるものが60～70%を占めています．海外では，乳製品などが原因となることも多いようです．

3) 症　状

黄色ブドウ球菌の毒素に汚染された食品を摂食した後，30分～数時間（平均3時間）で発症します．吐き気と激しい嘔吐が主な症状です．腹痛，下痢を伴うことがありますが，高熱を発することはありません．ほとんどは，24時間以内に回復しますが，脱水症状がひどい場合は点滴などが必要になります．

c．ボツリヌス中毒

1) 病原体とその特徴

土壌，海や湖の泥の中に広く分布しているボツリヌス菌が原因です．ボツリヌス菌は，瓶詰，缶詰，真空包装食品など，酸素が含まれない環境中で活発に増殖します．また，環境がボツリヌス菌の増殖に適さない状態になると芽胞とよばれる構造物をつくるようになります．この芽胞は耐熱性で，100℃，5時間以上の加熱に耐えるものもあります．ボツリヌス菌は発育に適した食品内で神経毒素（A～F型がある）を産生し，食品とともにこの毒素を摂取すると発症します．これまでわが国ではA，B，E型の毒素による食中毒事例が発生しています．

2) 発生状況・原因食品

2000（平成12）～2006（平成18）年のボツリヌス中毒はわずか1件，患者数も1名と少ないのですが，一度発生すると致死的な食中毒です（表9.3，表9.4）．幸い，この患者は死亡することはありませんでした．

ボツリヌス中毒は，食品内毒素型の食中毒です．原因食品はボツリヌス菌やその芽胞に汚染された自家製の保存状態の悪い瓶詰や外国産の真空パックされた魚のくん製，酢漬け，塩漬け食品の瓶詰などです．また，長期間流通する食

品が原因となることもあります．これまでに発生した事例では，発酵食品のいずし，自家製の野菜や果物の瓶詰や缶詰，輸入キャビア，自家製の魚のくん製，カラシレンコン，ソフトチーズなどが原因食品となっています．

　生後3週〜6カ月までの乳児には，乳児ボツリヌス症というのが起こることがあります．乳児にボツリヌス菌の芽胞が経口摂取された後，消化管内で発芽，増殖して産生された毒素が原因です．生後3週以前の乳児の消化管ではボツリヌス菌の定着する状況がまだできあがっていないため，また，6カ月以降では腸内の細菌集団によってボツリヌス菌の定着が阻害されるためと考えられています．現在までA，B型，まれにE，F型による例が報告されています．ボツリヌス菌の芽胞に汚染されたハチミツが原因食品として重要です．

　3）症　状

　食後8〜36時間で発症します．症状は，ものが2重にみえる，まぶたが下がる，発音がうまくできなくなる，ものが飲み込みにくくなる，力が入らなくなるといった神経症状が中心です．主に頭部に分布する脳神経の領域から運動神経の麻痺が出現し，筋肉が動かなくなってしまいます．これらの症状の前に，嘔気・嘔吐・腹痛・下痢などの症状がみられることがあります．通常，発熱はなく，意識もはっきりしていますが，治療が遅れると呼吸困難で死亡することがあります．

　乳児ボツリヌス症では，多くの患者で便秘状態が数日続き，全身の筋力が低下した脱力状態になり，哺乳力が低下し泣き声が小さくなります．特に，顔面は無表情となり，頸部の筋肉の弛緩により自分で頭を支えられなくなります．まぶたが下がる，瞳孔が開く，光に対する反射が緩慢になるなど，ボツリヌス食中毒と同様な症状が認められます．また，頑固な便秘のために，便から長期間（1〜2カ月）菌が排泄される例も珍しくありません．致命率は低く1〜3％です．

d．腸管出血性大腸菌食中毒

　1）病原体とその特徴

　大腸菌は健康人の腸内に普通にみられる細菌です．この大腸菌のなかには，病原大腸菌といわれるタイプがあり，腸管出血性大腸菌はその一つです．腸管

出血性大腸菌は，1982（昭和57）年にアメリカでハンバーガーを原因とする出血性大腸炎の集団発生事例から分離されたのが最初で，その後世界各地でみつかっています．形態や性状は通常の大腸菌とほとんど同じなので，これらで区別することは困難です．腸管出血性大腸菌食中毒はO 157：H 7のタイプによるものが約80％を占めています．

腸管出血性大腸菌は，赤痢菌の出す毒素と同じ毒力の強いベロ毒素（＝志賀毒素）を産生し，これが原因で発症します．

2) 発生状況・原因食品

日本では1990（平成2）年に埼玉県の幼稚園で患者268名，死者2名を出した事件以来，毎年数十件が発生しています．2000（平成12）〜2006（平成18）年の腸管出血性大腸菌による事件数は12〜24件，患者数は70〜378名，死者は11名となっています（表9.3，表9.4）．1996（平成8）年の大阪府堺市で起きた集団感染事件では，5,727名（うち死者2名）もの患者が出ています．

腸管出血性大腸菌食中毒は，生体内毒素型の食中毒です．原因食品と特定，あるいは推定されたものは，国内では井戸水，牛肉，牛レバー刺し，ハンバーグ，牛角切りステーキ，牛タタキ，ローストビーフ，シカ肉，サラダ，カイワレダイコン，キャベツ，メロン，白菜漬け，日本そば，シーフードソースなどです．焼肉店などの飲食店や，食肉販売業者が提供した食肉を，生や加熱不足で食べて感染した事例が多くみられます．海外では，ハンバーガー，ローストビーフ，ミートパイなどの肉類のほか，アルファルファ，レタス，ホウレンソウなど生鮮野菜を食べて感染した事例も発生しています．

腸管出血性大腸菌を保菌している牛→牛肉→人の経路で感染する例が多くみられます．ふれあい動物イベントや牛の搾乳体験などから感染した事例もあります．日本では牛の腸管出血性大腸菌の保菌率は0.04〜3.4％と報告されています．

3) 症　状

腸管出血性大腸菌食中毒は50〜100個の菌量でも発症するといわれています．この菌に汚染された食品を食べると，食後3〜5日で激しい腹痛が起こります．最初は水様便でやがて鮮血便になります．この菌は腸管内で増殖し，産生されたベロ毒素が大腸をただれさせ，血管壁を破壊して出血を起こすので

す．嘔吐や発熱は少ないようです．

また，約 10％ の患者で溶血性尿毒症症候群（hemolytic uremic syndrome：HUS）や脳症を起こすことがあります．HUS は溶血性貧血，血小板減少，腎不全が特徴的な症状で，小児や老齢者では重症化することがあります．

e．ノロウイルスによる食中毒

1）病原体とその特徴

ノロウイルスが原因です．このウイルスは，1968 年にアメリカのオハイオ州ノーウォークという町の小学校で集団発生した急性胃腸炎の患者の糞便から初めて検出されました．わが国では，1998（平成 10）年から食中毒の病因物質として取り扱われるようになりました．この当時は小型球形ウイルスとよばれていましたが，2003（平成 15）年からノロウイルスに改められました．

ノロウイルスは，ヒトの小腸で増殖しますが，培養した細胞および実験動物を用いて，ウイルスを分離することはできません．特に食品中に含まれるウイルスを検出することはむずかしく，食中毒の原因究明や感染経路の特定を困難なものにしています．

2）発生状況・原因食品

2000（平成 12）～2006（平成 18）年における本食中毒の発生状況は，事件数 245～499 件，患者数 7,358～27,616 名となっています（表 9.3，表 9.4）．1 食中毒事件当たりの患者数が 31.9～55.3 名と多いのが特徴です．病因物質別にみた本食中毒の患者数は，2001 年以降は毎年 1 位を占めています．わが国のノロウイルス食中毒は 1 年を通して発生しますが，11 月頃から発生件数が増加しはじめ，1～2 月にピークになる傾向があります．

このウイルスの感染経路は，ほとんどが経口感染です．食品から直接ウイルスを検出することはむずかしく，食中毒事例のうち約 7 割が原因食品を特定できていません．ウイルスに感染した食品取扱者を介して汚染された食品が原因となった事例も多いとされています．家庭や保育所，介護老人ホームなどの共同生活施設では，ヒトからヒトへ飛沫や接触により感染する場合もあります．ノロウイルスは塩素や消毒アルコールなどに抵抗性があり，環境中の生残性が

きわめて高いため，患者の吐物中がカーペットを汚染し，乾燥したウイルスがエアロゾルとなって感染した例もあります．

その他の原因としては，ノロウイルスに汚染された二枚貝を生あるいは生に近い状態で食べて感染する場合があります．二枚貝は大量の海水とプランクトンなどのエサを体内に取り込むのと同時にノロウイルスも体内に濃縮すると考えられています．

3) 症　状

ノロウイルスは10個程度で感染・発症するといわれています．ウイルスに汚染された食品を食べた後，1～2日間で発症します．吐き気，嘔吐，下痢，腹痛などが主な症状です．頭痛，発熱，筋肉痛などの風邪に似た症状が起きることもあります．通常，これらの症状が1～2日続いた後，治癒し，後遺症もありませんが，体力の弱い乳幼児，高齢者は，脱水症状を起こしたり，体力を消耗しないように，水分と栄養の補給を十分に行います．回復後も，ウイルスは1週間程度糞便中に排泄されます．

◆ 9.6　食中毒予防上のポイント ◆

食中毒を予防するにはいくつかのポイントを押さえておく必要があります．特に，細菌性食中毒では食中毒菌を「つけない，増やさない，殺す」が原則です．以下に食品の購入から保存までのポイントを示しておきますので，これらをしっかり守って安全で楽しい食生活を送りたいものです．

〈ポイント1　食品の購入と保存〉
・肉，魚，野菜などの生鮮食品は新鮮なものを購入するよう心がけます．
・購入した生鮮食品はすぐに冷蔵庫や冷凍庫に入れるようにします．

〈ポイント2　家庭での調理〉
・調理や盛りつけは清潔な手で行いましょう．
・布巾，まな板，包丁などは清潔なものを使用し，こまめに消毒しましょう．
・生肉，生レバーを食べないようにしましょう．

・食肉や卵は，十分に加熱しましょう（中心部の温度が75℃で1分間以上）．
・井戸水を使用している家庭では，水質に注意しましょう．

〈ポイント3　食事〉
・食事前には必ず手を洗いましょう（特にペットに触れた後）．
・調理後，特に生ものは早めに食べましょう．
・冬場に生カキを食べる際には注意しましょう．

〈ポイント4　食品の保存〉
・食品はきれいな容器で小分けして保存しましょう．
・長期間の保存はできるかぎり避けましょう．
・残った食品を再調理する際には，しっかり再加熱（75℃以上）しましょう．
・ちょっとでも怪しいと思った食品は，食べずに捨てましょう．

〔丸山総一〕

III 食と安全

10 食を取りまく化学物質の安全対策

◆ 10.1 食を取りまく化学物質 ◆

　私たちが化学物質を摂取した際に，もしもそれが生体に有害な影響をもたらすのであれば，これは毒物となります．毒物といってもさまざまですが，化学物質の有害性を表す指標の一つとしてLD_{50}（lethal dose）があります．これは，急性毒性試験（単回投与毒性試験）とよばれる試験で，実験動物に試料を1回だけ与えることによって現れる症状，中毒，死亡数などを調べる方法です．この試験により半数の実験動物が死亡する化学物質の量を求め，これを体重1kg当たりのグラムあるいはミリグラムで表します．この数値が小さいほ

表10.1　食を取りまく化学物質のLD_{50}

化学物質名	LD_{50}（mg/kg）
ボツリヌス毒素	0.00000032
テトロドトキシン（フグ毒）	0.0085
α-アマニチン（キノコ毒，テングダケ）	0.3
アフラトキシンB_1（カビ毒）	7
カプサイシン（トウガラシの辛味成分）	70
DDT（殺虫剤）	113
クロルピリフォス（殺虫剤）	135〜163
カフェイン	174〜210
亜硝酸ナトリウム（食品添加物，発色剤）	220
ビタミンA	2,000
食塩	3,000
エチルアルコール	7,000〜14,000
食用赤色2号（食品添加物，着色料）	10,000〜
砂糖	30,000

ど，その化学物質の毒性は強いということになります．表 10.1 に食を取りまくいくつかの化学物質の LD_{50} 値を示します．

ボツリヌス菌やフグ毒，キノコ毒の数値はとても小さく，これらの摂取による食中毒を避けたい理由がよくわかると思います．一方，食品成分でも毒性があります．実はどのような物質でも，摂取する量が多くなると毒物になりますし，摂取する量が少なければ何も有害な影響を示しません．ついつい私たちは，有害か無害かということで化学物質を判断してしまいがちですが，これは科学的に正しい考え方ではありません．化学物質のリスクを考える際には，必ず有害性と摂取量の両方を考えなければならないのです．

$$\text{リスク} = \text{有害性} \times \text{摂取量}$$

◆ 10.2 リスク分析 ◆

食の安全においては，「100% 安全な食品」は存在しません．したがって，食品中のさまざまな化学物質の安全である「範囲」を科学的に確認し，これを確保することが安全対策となります．このような考え方は世界中で取り入れられており，これをリスク分析といいます．その内容は ① リスクの評価，② リスクの管理，③ リスクコミュニケーションの三つからなっています（図

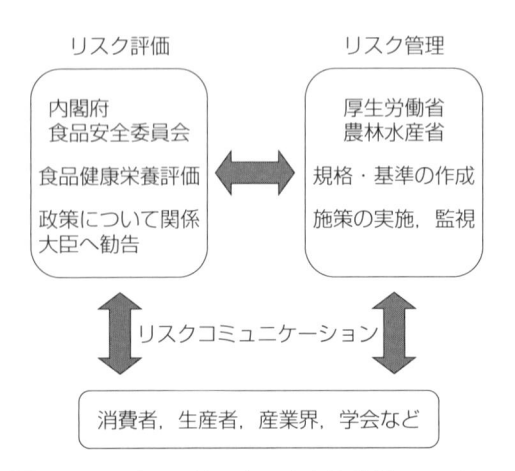

図 10.1 日本における食の安全性確保のシステム

10.1)．わが国では，内閣府に設置された食品安全委員会がリスク評価を行い，厚生労働省と農林水産省がリスク管理を行っています．また，消費者などと食品の安全行政とのあり方に対して意見交換を行い，相互に安全性と信頼性の確保に努めています（リスクコミュニケーション）．

◆ 10.3　消費者と科学者，行政との考え方の違い ◆

　リスク分析の考え方は，2003年に食品安全基本法が制定され，ここで明記されました．そのため，消費者にリスク分析の概念を広く浸透させることはこれからということになります．ただ，消費者と科学者との考え方には大きな違いがあります．主婦はがんの発生原因物質として食品添加物（44％）と農薬（24％）を主に考えているのに対し，がんの疫学者は食品添加物（＜1％）や農薬（0％）は発生原因物質と考えておらず，食事・普通の食べ物（35％）に注目しています[1]．さまざまな食の安全に関するアンケート調査でも，食品添加物と農薬は必ず上位にランクインしています．

　この背景には，さまざまな問題がありますが，主として正しい情報の不足とゼロリスクという発想が起因していると考えられています．短絡的な発想や誤った情報に流されるのではなく，正しい知識を得て，そのうえでさらなる安全性を求めることが必要です．

　主婦とがんの疫学者の間で大きく考え方が異なる食品添加物と残留農薬を例にあげ，その安全対策をみていきましょう．これらはその他の化学物質と異なり，意図的に食品に加えるものですので，現在の食品の安全性のなかで科学的に最も進んだ対策がとられていると考えられています．

◆ 10.4　食品添加物の安全対策 ◆

a．食品添加物の過去[2]

　明治時代に，有害物質を含む着色料による中毒事件がたびたび起こり，危険な食品添加物を使用規制するためのさまざまな規則ができました（ネガティブリスト制度）．その後，1947（昭和22）年に旧厚生省によって「食品衛生法」

が制定され，安全性の確認された物質を指定して，指定されたもののみが食品添加物として認められました（ポジティブリスト制度）．しかし，このときは急性毒性試験（動物に1回投与したときに毒性が表れるかどうかの試験）の結果をもとに食品添加物が許可されていました．考えればわかると思いますが，食品は毎日食べるものですので，この試験だけでは不十分ということになります．その後，種々の安全性試験（毒性試験）が確立され，これらの方法を用いて試験した結果，多くの合成着色料（食用タール色素），チクロやズルチンなどの甘味料，クロラミンTやAF-2などの殺菌料が安全性に問題があることが判明し，その使用が集中して取り消されました（昭和40年代）．食品添加物の安全性が高められた反面，説明不足もあり，国が許可した食品添加物の取り消しに対する消費者の疑問・不安が増大し，食品添加物，特に合成添加物は避嫌されるようになったといわれています．実際，（合成）添加物反対論者はいまだに着色料（食用タール色素）の発がん性を例にあげ，一般消費者からも着色料は不要な食品添加物のNo.1にあげられています．消費者の多くは，合成品＝危険・有害（体によくない）そして天然物＝安全（体によい）と認識しているようです．現在までに食品衛生法の改正が幾度となく行われてきましたが，昭和50年代から現在までに合成添加物で安全性の面から削除された添加物はなく，それよりも天然添加物であったコウジ酸（2004年）とアカネ色素（2005年）が安全性に問題ありとして削除されたことについてはあまり触れられていません．ただし，これらも一般に摂取する量よりもはるかに高濃度の厳しい毒性試験によるもので，日常の摂取量では健康上問題になったものではありません．なお，1995年に食品衛生法の改正があり，いまでは合成添加物や天然添加物という表現は使われなくなっています．

b．食品添加物の安全性評価（リスク評価）

ヒトを利用して安全性を確認することはできませんので，通常ラット，マウス，イヌなどの実験動物を使用し，表10.2に示したさまざまな毒性試験が行われます．

食品添加物に限らず，すべての化学物質の摂取量と生体に対する作用には相関関係があります．すなわち，摂取する量により，「致死量域」「中毒量域」

表 10.2 食品添加物の毒性試験

一般毒性試験
単回投与毒性試験（急性の毒性を調べる）
28日間反復投与毒性試験（短期間での毒性を調べる）
90日間反復投与毒性試験（中期間での毒性を調べる）
1年間反復投与毒性試験（長期間での毒性を調べる）
特殊毒性試験
繁殖試験（生殖機能や新生児の生育に及ぼす影響を調べる）
催奇形性試験（胎児の発生・発育に及ぼす影響を調べる）
発がん試験（発がん性の有無を調べる）
抗原性試験（アレルギーの有無を調べる）
変異原性試験（遺伝子や染色体への影響を調べる）
一般薬理試験（神経系や成育への影響を調べる）
体内動態試験（吸収・分布・代謝・排泄などを調べる）

「作用量域」「無毒性量域」というものが存在します[3]．したがって，食品添加物の投与量を増やしていくことにより，「無毒性量域」を示す最大量，すなわち実験動物において毒性を示さない最大の用量である無毒性量（no-observed adverse effect level：NOAEL）を求めます．

　これらの試験結果をヒトに当てはめるために，十分な安全係数（1/100）を掛けて，ヒトが生涯にわたって摂取しつづけても安全であると考えられる許容一日摂取量（acceptable daily intake：ADI，mg/kg/日）が設定されます．また，複数の累積的摂取を考慮したグループADIという設定もあります．

c．食品添加物の安全対策（リスク管理）

　食品中の食品添加物量は，個々の食品から摂取される量がADIを超えないように食品衛生法によって使用基準が設けられています．使用基準を超えると違法となり，販売が禁止されます．さらに，食品添加物には，品質を確保するために，純度や不純物などを規定した成分規格，添加物の製造時の原料などを制限する製造規格，添加物そのものの効果を保持するための保存基準が定められています．

　また，食品添加物は一部を除き（加工助剤など），原則すべてを表示することが義務づけられています．食品添加物の食品への表示は食品衛生法で規制さ

れています．なお，食品の表示には，品質に関しての農林水産省のJAS法，不当景品や不当表示に関しての公正取引委員会の景表法，栄養・健康に関しての厚生労働省の栄養改善法，内容量等に関しての経済産業省による計量法が係わっています．

食品添加物は，国が定めた資格をもつ食品衛生管理者がおり，かつ都道府県知事が許可した食品添加物製造者しかその製造が認められていません．また，規則通りに実施されているかどうかを，各自治体の保健所の食品衛生監視員が厳重に監視しています．輸入食品に関しても日本の法律に合致しているものでなければならないので，港や空港の検疫所の食品衛生監視員によりチェックされています．

食品添加物のリスクはこのようにきちんと法律によって管理されています．

d．食品添加物の一日摂取量

表10.3にいくつかの食品添加物のADIから求めた体重50 kgの人の許容一

表10.3 食品添加物の許容一日摂取量

	体重50 kgの人の許容一日摂取量（mg）	平均的な人の一日摂取量（mg）
防カビ剤		
ジフェニル	2.5	0
イマザリル	1.25	0
オルトフェニルフェノール	20	0
チアベンダゾール	5	0.00005
酸化防止剤		
BHA	25	0.058
BHT	15	0.050
d-α-トコフェロール	100	7.03
着色料		
食用赤色2号	25	0.006
食用黄色4号	375	0.469
食用青色1号	625	0.016
発色剤		
亜硝酸塩	25.3	0.890
硝酸塩	185	190

日摂取量と平均的な人の一日摂取量[2]を示します．許容量を超えるためには，普通の人よりも何百～何千倍も"毎日"食べなければならないことがわかると思います．ただ，このなかで ADI を超えている添加物が一つだけあります．硝酸塩です．ハムやソーセージの発色剤として利用されています．しかし，この摂取量のほとんどはハムやソーセージからではなく，野菜類にもともと含まれている硝酸塩の摂取量です．硝酸塩を摂取すると唾液中で亜硝酸塩となり，これが魚肉中に含まれる二級アミンと反応すると，ニトロソアミンという発がん物質が生成することが明らかになっています．そのため，ハムやソーセージ中の発色剤はがんになるということがよくいわれています．しかし，硝酸塩の摂取量からいえば，野菜の方が問題となるわけです．ところが，野菜を多く食べる人ほどがんになりにくいことは多くの研究で証明されています．これらを考えたうえで発色剤の安全性を議論すべきでしょう．

◆ 10.5　農薬の安全対策 ◆

a．残留農薬への不安

　第二次世界大戦中に人為的に合成された化学物質が農薬として開発され，農作物の増産，労働の省略化，疾病の蔓延防止として利用され，近代農業に欠かせないものとなっています．しかし，農作物での残留，諸外国で使用される収穫後農薬（ポストハーベスト農薬）の輸入農作物への残留，ゴルフ場で散布する農薬が土壌や水環境を通じ，農作物や水産食品を汚染することなどがマスコミなどに取りざたされ，残留農薬への消費者の不安はきわめて高いものとなっています．

b．農薬のリスク評価とリスク管理

　食品添加物と重なるところが多いので詳細は省きますが，わが国の農薬はすべて農薬取締法（農薬の使用を許可する法律）と食品衛生法（食品への農薬残留を規制）に基づく農薬行政で管理されています．農薬の登録に関しては安全性や環境への影響などさまざまな試験データが必要であり，申請後にさまざまな審査が行われます．また，登録された農薬も 3 年ごとに更新し，再び審査さ

れます．

　食品添加物と同様，内閣府食品安全委員会にてそのリスクが評価され，NOAEL（無毒性量）に安全係数1/100を掛けてADI（許容一日摂取量）が設定されます．

　ADIや食品別の摂取量，作物残留試験のデータなどをもとに，残留農薬基準という基準が設定されます．これは農薬・農作物ごとに定められ，輸入農作物にも適用されます．これらは，保健所，検疫所で監視され，基準を超える農薬等が含まれる農産物の販売・流通は禁止されます．なお，2006年に食品衛生法が改正され，残留農薬はポジティブリスト制度によって規制されました．これまでに残留基準値が設定されていなかった農産物においても，暫定基準と一律基準が設定され，これを超えるものは違反となります．なお，食品衛生法では農薬等の残留基準として，農薬，飼料添加物，動物用医薬品の799品目に残留基準値が設定されています．また，農薬取締法も改正され，使用登録された農作物以外への農薬の使用が禁止されました．

〈豆知識〉　農薬の使用を慣例の5割以下で栽培したものを減農薬，農作物を栽培する期間農薬を使用していないものを無農薬，3年以上農薬および化学肥料を用いていない農場で栽培したものを有機（オーガニック）といいます．

◆ 10.6　その他の食の安全を脅かす化学物質の安全対策 ◆

　動物実験によって無毒性量（NOAEL）が求められ，許容一日摂取量（ADI）が設定され，さらにそれを超えないように基準が設定されているということ，またそれが守られているかどうかモニタリング（分析）が行われているということがおわかりになったでしょうか．その他の化学物質もおおむね同じです．ただ，食品添加物や農薬と異なる点としては，その由来が非意図的であるということになります．

　食の安全を脅かす化学物質は，その由来から大きく分けると三つに分類されます（表10.4）．

　①の食品そのものに含まれるものに関しての安全対策としては，知る・摂取しないということになります．アレルギー物質と遺伝子組換えに関しては食品

表 10.4 食の安全を脅かす化学物質の由来

① 食品固有の成分として食品そのものに含まれるもの
　動植物がもつ有毒物質（フグの毒やキノコの毒など）
　アレルギー物質（卵，乳，小麦，ソバ，落花生など）
　遺伝子組換え（大豆，トウモロコシ，バレイショなど）

② 食品の生産，加工，製造，貯蔵，流通過程において外部から汚染するもの
　カビ毒（アフラトキシンなど）
　環境汚染物質（水銀，カドミウム，ダイオキシン類など）
　容器，包装（スズ，鉛，内分泌攪乱物質など）
　意図的添加物（食品添加物，農薬，飼料添加物，動物用医薬品など）

③ 食品の製造，貯蔵，流通，保存，調理過程において新たに生成するもの
　酸化，加熱，化学反応（脂質過酸化物，Trp-P-1*，ニトロソアミンなど）

* 焼き肉や焼き魚などの焼き焦げに含まれる発がん物質の一つ．

衛生法によりその表示が義務づけられています．なお，遺伝子組換えに関しては安全性評価が行われ，ヒトの健康を損なうおそれがないことは科学的に明らかにされています[4]が，消費者の十分な安心を得られていないという点でここに列記しています．アレルギーの機構やアレルギー物質については第5章を参照してください．

②の外部から汚染されるものに関しての安全対策としては，モニタリング（分析）によって含む食品を取り除くということになります．アフラトキシンによるターキーX事件，メチル水銀による水俣病，カドミウムによるイタイイタイ病，ヒ素による森永ヒ素ミルク中毒，PCBによるカネミ油症などこれらの多くは過去に大きな社会問題となっており，二度とこのような悲劇を引き起こしてはならないものです．そのために，規制値が設けられており，これを超えないように監視されています．

③の新たに生成するものに関しての安全対策としては，その反応を抑制するということになります．たとえば，微生物による腐敗，化学反応による褐変や脱炭酸反応（アレルギー様物質ヒスタミンの生成），油脂の変質（毒性を示すアクロレインやアルデヒド類の生成）などを抑制するために食品添加物が利用されています．一方，焼き肉，焼き魚，コーヒーなど加熱食品中には発がん物質であるベンゾピレンなどの多環芳香族炭化水素やヘテロサイクリックアミンが，また多くの揚げ物食品には発がん物質であるアクリルアミドがわずかに含

まれています．このように普通の食べ物のなかに微量ながらさまざまな発がん物質が含まれていることが明らかにされています．これらを防ぐことは困難であり，生体の防御機構を高めることが重要と考えられています．

◆ 10.7　これからの食の安全 ◆

a．いわゆる健康食品

消費者の健康志向が高まり，いまや健康食品という言葉は当たり前のように耳にします．一般的には，健康増進の効果が期待されるものですが，特定保健用食品や保健機能食品と違い，現在のところ健康食品を定義，規制する法律がありません．健康食品は，まだ分類されていないことから，明確な線引きはむずかしいところですが，国で認められている特定保健用食品と保健機能食品，日本健康・栄養食品協会が認めている健康食品（JHFA認定マークがついています），そして法規制のない，いわゆる健康食品に分類されると考えられます．このいわゆる健康食品は一般の食品と同じように扱われますので，安全性審査が義務づけられていません．すべてが悪いわけではなく，なかには問題なものもありますので，注意が必要となります．いわゆる健康食品による事故報告も年々増加しており，残念ながら死者も出ています．有効な成分が入っているからといっても，その品質と規格や摂取量がとても重要であるということを忘れてはいけません．いわゆる健康食品の安全対策，安全規制は今後の大きな課題となっています[5]．

b．医薬品との相互作用

健康食品中の有効な成分が，医薬品の作用を強めたり弱めたりし，結果的に重篤な症状を引き起こすことが明らかにされてきています．さまざまな生活習慣病を患った人たちや生体調節機能が低下している高齢者の人たちが健康食品を摂取することは日常的になっていることから，医薬品との相互作用を明確にすることが早急に求められています．

c．過剰摂取

　錠剤やカプセル状などの形状の食品は，飲みやすさ，食べやすさという摂取が容易な反面，有効な成分を効果的に摂取するために濃縮してつくられるため，原材料中にこれまでは問題とならなかった毒性物質も濃縮されているおそれがあり，また過剰摂取による健康被害のおそれがあります．健康によいものであれば，多量であればもっとよいという短絡的な発想もあることから，その安全性が懸念されています．現在のところ，事業者へ自主的な点検ガイドラインが公示されていますが，さらなる安全対策が求められています．

d．上限値

　2006年5月にわが国で初めて，大豆イソフラボンを含む特定保健用食品において上限値というものが定められました．上限値があるということは有害を意味するのでは，という懸念がありましたが，安全である「範囲」を明らかにすることはリスク管理を考えるうえでもきわめて重要です．健康によいというベネフィットだけでなく，リスクを明確にすることが食品の安全性を確保するうえで必要となるでしょう．

　これまでの食の安全は，異物混入などの物理的要因，食中毒菌などの生物的要因，食品添加物や農薬などのここで述べてきた化学的要因が考えられてきましたが，今後はこれらに加えて食品そのものの安全性，他成分との相互作用，量的な問題など多面的に考えることが必要になってきています．もちろん食品業界がこれまで以上に食品の安全性について責任を自覚しなければならないですし，また消費者も一部の情報に流されるのではなく，正しい知識を身につけ，食品を選別することが最良の安全対策となるでしょう．　　〔松藤　寛〕

文　献

1) 黒木登志夫：新版がん細胞の誕生―人はなぜがんになるのか―，pp. 285-305，朝日選書，1989.
2) 伊藤誉志男：FFIジャーナル，**212**，815-850，2007.
3) 日本トキシコロジー学会教育委員会編：トキシコロジー，pp. 1-24，朝倉書店，2004.

4) 田部井　豊，日野明寛，矢木修身：新しい遺伝子組換え体（GMO）の安全性評価システムガイドブック，pp. 23-93, エヌ・ティー・エス，2005.
5) 津志田藤二郎，梅垣敬三，井上浩一，村上　明：機能性食品の安全性ガイドブック，pp. 3-40, サイエンスフォーラム，2007.

IV 食の魅力

11 日本人の好きなもの

　日本人の好きな食品は何かということに関しては，しっかりとした統計データはないようですが，さまざまな情報から判断すると，「すし」「ラーメン」「カレーライス」が代表的な食品といえるようです．この章では，これらの三つの食品が誕生した歴史を振り返り，日本人がこれらの食品を好むようになった理由と，これらの食品の発展を支えた技術について考察を試みてみたいと思います．

◆ 11.1　日本の食の特徴 ◆

　日本人が好きなものを考えるに当たって，まず日本の食の特徴を考えてみましょう．

　第1の日本の食の特徴は，多彩で新鮮な食材の利用にあります．地理学的にみると，日本列島は南北3,000 kmに及び，変化に富んだ地形をもち，四方を囲む海には暖流と寒流が流れ，世界的にもまれな多様な自然環境に恵まれています．また，中緯度に位置していて，明確な四季があることも大きな特徴です．こうした自然環境のおかげで，日本では古来より多彩な食材を利用することができ，豊かな食文化を築くことができました．

　第2の日本の食の特徴は，独自の伝統と中国そして西欧の食文化とが融合して，世界にも例がない多様な食品を生み出している点にあります．日本はユーラシア大陸の東のはずれにあったおかげで，独特の文化を育むことができましたが，それと同時に，古代においては中国文化を取り入れて国家を建設し，近代においては西欧文化を積極的に取り入れて近代化を果たしてきました．こう

した日本文化本来の独自性と中国，西欧の文化を織り交ぜたものが現代日本に受け継がれています．

第3の特徴は「うま味」へのこだわりです．うま味はどこの国の食文化においても共通して重要ですが，特に味が淡白な米飯を主食とする日本の食文化はうま味を抜きにして語ることはできません．うま味を発見したのは東京帝国大学教授の池田菊苗で，ちょうど100年前の1908年のことでした．コンブだしがうま味発見のきっかけになりましたが，発見者が日本人であったということは偶然ではなく，長い食文化の形成過程で味覚に刻み込まれてきた日本人のうま味へのこだわりが生んだ発見といえます[1]．

◇◆ 11.2 多彩で新鮮な食材が生み出した「すし」 ◆◇

さて，日本人の好きなものの第1は「すし」です．いうまでもなく日本の自然環境が生み出した食品です．海産物を中心とする多彩な食材を新鮮なまま酢飯にのせて食する．きわめてシンプルで，おいしく，健康的で，合理的な食品です．すしの食品としての素晴らしさは，いまや世界中の人々が好むグローバルな食品になりつつあるということからも証明されています．

現在最も一般的なにぎり寿司は，文政年間（1800年頃）に江戸の華屋与兵衛が考案したといわれています．当時は魚の鮮度を保つため，塩や酢で締めたり，ゆでたり，焼いたり，という下ごしらえが必要だったようです．刺身をそのまま握るようになったのはさらに時代が進み，冷蔵庫が普及するようになってからです．

もともとのすしは，東南アジアにルーツがあります．魚を貯蔵するための保存食として考えられたもので，魚肉を塩で味つけし，ご飯のなかに漬け込んでつくる発酵食品でした．日本では熟れ鮨のなかにその原型が残っています．現在熟れ鮨としては，滋賀県の鮒寿司が有名です．最も古いすしの文献は奈良時代以前に書かれた『大宝令』（702年）です．当時，すしは納税用に使われていたようで，平安時代の『延喜式』には諸国からすしが貢物として納められたことが記録されています．

室町時代に入ると現在のすしの原型が登場してきます．熟れ鮨は，乳酸発酵

による熟成に数ヵ月以上を要するいわゆるスローフードでしたが，熟成がまだ十分進んでない早い段階でも食べられるようになりました．その後，食酢が商業生産されはじめると乳酸発酵の代わりに，食酢で味つけするようになりました．これを早鮨とよんでいます．一種のファーストフードです．早鮨をもとにして現在の押し寿司の原点である箱寿司がつくられるようになり，文政年間のにぎり寿司の原型へと変身し，さらに冷蔵庫の普及に伴って，新鮮な材料をそのまま活かした現代のにぎり寿司へと発展したのです．さらに最近では，ロボット技術を取り入れた回転寿司へと進化し，その進化はとどまることを知りません．

このように，スローフードである発酵食品を元祖としながら，食酢の製法開発や冷蔵庫，ロボットの普及などの技術進歩とともに，ファーストフードとしての地位を確立してきたすしの発展の経緯には大変興味深いものがあります．

すしは，多彩な素材を活かす，旬を活かす，といった点で日本の伝統的食文化の独自性を示す代表的な食品です．ご飯がベースで，具をトッピングするという点で，世界的にみてもユニークなファーストフードです．また伝統的調味料であるしょうゆをつけて食べることによって，具とご飯のうま味を引き立たせ，味覚を満足させています．

11.3 中国の食文化と日本の「だし」の出会いが生んだ「ラーメン」

日本のラーメン（東京ラーメン）の草分けは，1910年に浅草公園に開店した「来々軒」といわれています．当初は手打ちめんであったようですが，昭和に入ったころから手打ちめんは次第に機械打ちへと変わり，現在の日本式ラーメンの原形が形成されました．戦後になると，スープに煮干しやカツオ節などの和風だしを加える店が増え，次第に中国のめん料理から日本式のラーメンへと姿を変えていったようです[2]．

1958年には，初のインスタントラーメン「日清チキンラーメン」が発売され，これを契機にラーメンは日本人の食生活に完全に定着することになりました（図11.1）．さらに1971年には，画期的な形態のカップラーメン（日清食

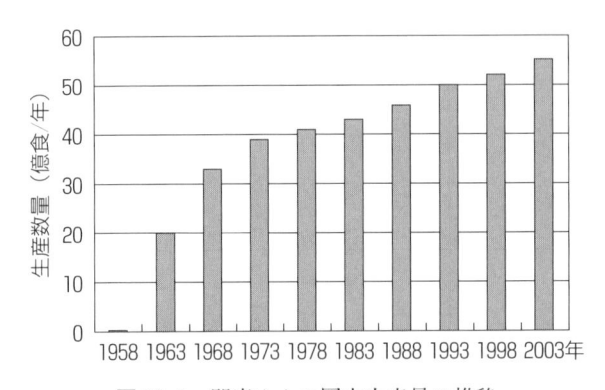

図 11.1 即席めんの国内生産量の推移
（日本即席食品工業協会[3]のデータをもとに作成）

品「カップヌードル」）が発売され，お湯さえあればどこでも短時間でできたてのラーメンを楽しむことができるという，従来では考えられなかった究極のファーストフードとして登場することになりました[3]．

　日本人がラーメンを好む理由の第1にスープの味をあげることができます．スープにはさまざまなバリエーションがありますが，日本式ラーメンの基本となっているのは，しょうゆやみそなどの日本の伝統的調味料をベースに煮干しやカツオ節などの和風だしを加えたものです．そのうま味の本体はグルタミン酸，そして核酸です．日本では古来「だし」をたくみに利用してうま味を楽しむ和食文化を築いてきましたが，この和風だしと中国のめんを組み合わせて生み出されたのが日本式ラーメンであり，日本で発明された食品といってもよいものです．さらに，それをインスタントラーメンやカップラーメンとして工業的に製造し，大量消費が可能な形へと発展させたのも日本人の知恵と努力でした．ラーメンの発展には，めんの加工技術の進歩が重要な役割を果たしましたが，スープ製造に使用される調味料，特にグルタミン酸ナトリウムやしょうゆが工業製品として安定した品質で安価に入手できたという点も見逃すことができません．このグルタミン酸ナトリウムやしょうゆの工業的製法を世界に先駆けて開発したのも日本人でした．こうした数々の発明のおかげで，ラーメンは日本が世界に誇るグローバル食品となったのです（図11.2）．

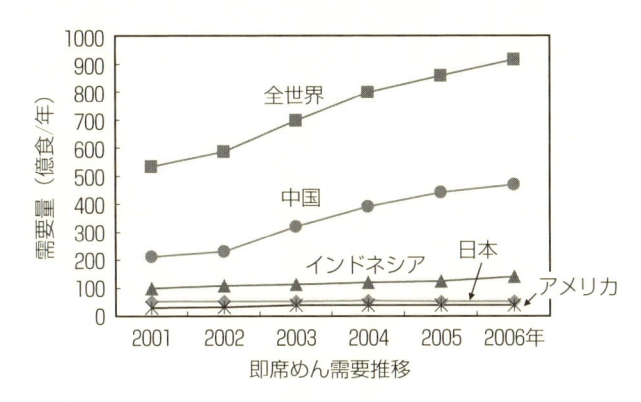

図11.2 最近の世界の即席めん需要の推移
（日本即席食品工業協会[3]のデータをもとに作成）

◆◆ 11.4 西洋料理と似て非なる日本の発明「カレーライス」 ◆◆

　そもそもこの料理のルーツはどこにあるのでしょうか？　日本人が初めてカレーに出会ったのは幕末の頃といわれています．1863年幕府の遣欧使節の一人，三宅 秀がフランスへ向かう船のなかで，インド人がカレーとおぼしきものを食べている姿を目撃したことを記録しています．その後，1872年に出版された西洋料理の本『西洋料理通』（仮名垣魯文著）にはカレー料理の調理法が記載されており，さらに1893年の『婦女雑誌』には「即席ライスカレー」なるもののつくり方が紹介されています．当時すでに「カレーライス」は即席の食品とみなされ，カツオ節やしょうゆなどの日本の調味料を使うという日本人の味覚にあったリアレンジメントが行われていました．どうもこの頃が「カレーライス」誕生の時期ではないかと考えられます．一方，1900年頃に横須賀で始まった「海軍カレー」が原点とする説もあります．いずれにしても，軍隊食として利用されたことがきっかけとなって，日本全国に広まったようです．1914年には元祖のカレールウ「ロンドン即席カレー」が発売され，即席食品，ファーストフードとしての発展が始まりました．1950年には固形カレールウが登場し，「カレーライス」は家庭料理の定番となりました．ついで，1969年には日本初のレトルトカレーが登場し，現在の「カレーライス」のスタイルが完成しました[4]．

このようにカレーライスは，文明開化に西欧経由で伝えられたインドカレーを日本流に変形したもので，本場のインドにも，西欧にもない，日本で創作された食品といってよいものなのですが，当時の日本人にとっては，見知らぬ西欧を感じさせてくれるモダンな食品として大いにもてはやされたらしいのです．インド起源のカレーを西洋料理の一種として取り入れたことは，西欧文化を積極的に取り入れようとする日本人の柔軟性の表れで，ご飯と組み合わせた独特のカレーライスという新料理は，日本人らしい創意工夫が生んだ傑作といえます．

カレーライスの発展を支えた技術としては，カレールウの製造技術をあげることができます．小麦粉，油脂，香辛料，調味料などでつくったカレーソースを固形またはフレーク状に整形したカレールウは日本の発明であり，カレー料理の普及に大いに貢献してきました．さらに，レトルト技術の導入で，レトルトパウチのままお湯で温めて，ご飯にかければ，いつでもカレーライスができあがるという，ファーストフードの一形態が生み出されました．レトルト技術自体はアメリカで軍用食のために開発されたもので，1969年にアポロ11号の宇宙食に採用されたものですが，同じ年に日本では早くも一般消費者向けのレトルトカレーとして実用化され，新しい市場を創造してきたのです．ここにも日本人の並はずれた創意工夫をみることができます． 〔森永 康〕

文　献

1) 大内秀記：和食とうま味，日本うまみ調味料協会，2003.
2) 新横浜ラーメン博物館　ホームページ（http://www.raumen.co.jp/home/study_history.html）
3) （社）日本即席食品工業協会　公式ポータルサイト　即席麺家頁（http://www.instantramen.or.jp/）
4) ハウス食品株式会社ホームページ（http://housefoods.jp/data）

IV 食の魅力

12 魚 の 魅 力

◇◆ 12.1　食品としての魚 ◆◇

　魚は古代から人間にとって獣類や木の実などとともに重要な食べ物でした．海岸に打ち上げられた魚や貝類が乾燥し，天然の乾物となったものを古代人が拾って食べていたことは容易に想像されます．海や川から魚や貝類を得ることもできたでしょうし，食べ残した魚介類を太陽で干して保存することも考えついたことでしょう．

　また，たき火のそばに置いた魚が熱と煙で味のよいくん製となることも発見したことでしょう．北アイルランドの新石器時代（紀元前 2000 年頃）の遺跡の灰の中から，くん製のサケがみつかっていますが，これは現在，北アメリカのインディアンがつくるサケのくん製と同様のものといわれます．

◇◆ 12.2　日本人の健康を支える魚介類 ◆◇

　現代でも魚は，子どもからお年寄りまであらゆる年代の日本人の食生活に欠かせない食べ物です．わが国は長寿国といわれ 2006 年の平均寿命は女性が 85.81 歳で 22 年間連続世界一，男性は 79.00 歳でアイスランドについで第 2 位でした．人間の寿命は人種，性，生活環境，習慣，経済，医学の進歩などに左右されるといわれますが，食生活による影響も大きいと考えられます．日本の食生活は欧米の食事と比較してカロリー量・タンパク質量および脂肪量が少ないこと，デンプンなどの植物性食品の比率が高いこと，動物性食品のうちで魚介類の比率が高いことなどが特徴とされています．

表 12.1 魚類および畜肉の成分比較(%)

食品名	水分	タンパク質	脂質	炭水化物
クロマグロ(赤身,生)	70.4	26.4	1.4	0.1
クロマグロ(脂身,生)	51.4	20.1	27.5	0.1
シロサケ(生)	72.3	22.3	4.1	0.1
ホタテガイ(生)	82.3	13.5	0.9	0.5
牛(かた,赤身,生)	66.3	20.2	12.2	0.3
豚(かた,赤身,生)	74.0	20.9	3.8	0.2
鶏(もも,皮付き,生)	62.9	17.3	19.1	0

(「五訂増補 日本食品標準成分表」より作成)

表 12.2 魚介類の栄養素

機能性成分	主な機能	多く含まれる主な魚介類
DHA(ドコサヘキサエン酸)	脳や神経組織の発達や機能維持,抗アレルギー,抗炎症	マグロ,カツオ,マダイ,ブリ,サバ,サケ,マイワシ
EPA(エイコサペンタエン酸)	血栓の予防,血管収縮等の防止,血中脂質の低下作用	
タウリン	血圧の調整,コレステロールの排出,肝機能改善,視力の維持	イカ,カキ,タコ,アワビ,ホタテガイ,クルマエビ,サケ
カルシウム	骨形成,血圧や神経系の調整機能	小魚
鉄分	赤血球(ヘモグロビン)の主成分,全身組織の機能維持	ノリ,ヒジキ,ハマグリ

(水産庁:「図で見る日本の水産」より作成)

　魚は,日本人の動物性タンパク質摂取量の4割を占めているだけでなく,カルシウムやビタミン類といった重要な栄養素の宝庫です.さらに,魚の脂質に含まれるDHA(ドコサヘキサエン酸)やEPA(エイコサペンタエン酸)は,血栓をつくりにくくしたり,脳の発育や視力の向上に関与していることが知られていますが,これらは他の食品にはみられない魚特有の成分です.では,DHAやEPAの効果は魚を食べる量によっても違うのでしょうか.厚生労働省研究班が全国4万人を対象として行った大規模調査の結果,魚を週に8回食べる人は,1回しか食べない人に比べて,心筋梗塞を発症するリスクが約6割低くなったことが報告されています.わが国は世界一の長寿国ですが,このこ

とには魚食文化が大きく貢献しているといえるでしょう．

　魚介類や海藻類は，カルシウムやミネラル，ビタミン類などの重要な栄養素の宝庫であり，近年，DHA，EPA の効能についての研究はますます盛んになり，世界的にも注目されています．表 12.2 は魚介類のもつ栄養素ですが，これに示したように多くの魚介類に，健康に役立つ栄養素が含まれていることがわかります．

◆◇ 12.3 栄養所要量と食生活 ◆◇

　日本人は1日にどのくらいのタンパク質を摂取すればよいのでしょうか．厚生労働省から発表された，2005（平成17）年度から2009（平成21）年度の5年間使用する「日本人の食事摂取基準（2005年版）」によると，18歳以上の男性で1日に 60 g，女性で 50 g としています．

　食事摂取基準は，健康な個人または集団を対象として，国民の健康の維持・増進，エネルギー・栄養素欠乏症の予防，生活習慣病の予防，過剰摂取による健康障害の予防を目的とし，エネルギーおよび各栄養素の摂取量の基準を示すものです．保健所，保健センター，民間健康増進施設などにおいて，生活習慣病予防のために実施される栄養指導，学校や事業所などの給食提供に当たって，最も基礎となる科学的データです．

　ポイントは生活習慣病予防に重点をおき，以下の栄養素について新たな指標「目標量」を設定したことです．

　　・増やすべき栄養素は食物繊維，n-3 系脂肪酸，カルシウム，カリウム

　　・減らすべき栄養素はコレステロール，ナトリウム（食塩）

としています．

　脂質については，脂肪エネルギー比率のみならず，その質も考慮する必要があり，飽和脂肪酸，不飽和脂肪酸（n-3 系脂肪酸，n-6 系脂肪酸），コレステロールについても検討しています．

　ここでいう n-3 系脂肪酸は DHA（ドコサヘキサエン酸），EPA（エイコサペンタエン酸）や DPA（ドコサペンタエン酸）などのことですので，これらの脂肪酸を多く含む魚介類を食べることが推奨されています．

◇ 12.4 魚介類と健康 ◇

　鳥類や哺乳動物の脂質は常温で固体ですが，魚介類の脂質は液体です．魚介類の脂質の脂肪酸組成は DHA や EPA などの n-3 系の高度不飽和脂肪酸の含量が多いことが特徴です．

　グリーンランドのエスキモー（イヌイット）とデンマーク白人の疫学調査により，魚介類が循環器系の成人病の予防に有効なことが明らかにされました．エスキモーは白人よりも脂肪摂取量が多いのにもかかわらず，脳梗塞や心筋梗塞などのような血管が詰まる病気がきわめて少ないことがわかりました．

　エスキモーは動物性脂肪の摂取量がかなり多いにもかかわらず，どうして動脈硬化が進行しないのでしょうか．1963～67 年の 4 年間に心筋梗塞で死亡したエスキモー人は，わずかに 3 人だったそうです．

　エスキモー人に血管系の病気が少なかったのは，摂取していた脂肪が，海に棲むアザラシや魚介類のものだったからです．これらの動物に含まれているのは EPA や DHA などの n-3 系の脂肪酸なのです．

　エスキモー人の血液中の血小板には，EPA と DHA の n-3 系が多かったのです．反対に，血管系の病気の多いところでは，リノール酸やこれによって体内でつくられるアラキドン酸の n-6 系が多くなっていることがわかったのです．

　多くの研究によって血管系の病気には「EPA・DHA の n-3 系」と「リノール酸・アラキドン酸の n-6 系」の摂取量のバランスが深く関係していることがわかったのです．DHA はヒトの脳神経組織や網膜に多く含まれています．DHA を含む n-3 系の高度不飽和脂肪酸は脳や神経組織に必須の物質と考えられ，学習能力の向上や記憶力の低下防止などにも役立つことが注目されています．

◇ 12.5 海藻と健康 ◇

　日本人は昔から魚介類を多く食べているだけでなく，海藻類も食用として利用してきています．食用となる海藻類は緑藻・褐藻・紅藻の 3 種類に大別され

ます．日本沿岸には緑藻約250種，褐藻約380種，紅藻約900種であわせておよそ1500種の海藻が生育しているといわれています．このうちで量の多いものはコンブ類，ワカメ，アマノリです．これらのほかにも多くの種類が食用とされています．

アマノリ属を総称してノリとよんでいますが，アサクサノリ，スサビノリ，ウップルイノリなどがあります．天然の岩ノリも生産されていますが量はわずかで，ノリ類はほとんどが養殖によっており，2006（平成18）年度に37万tが生産されています．ノリ類は，大部分が干しノリに加工されています．ウップルイノリ（岩ノリ）とスサビノリは，のり巻き，おにぎり，磯辺餅，ふりかけ，ラーメンの具などに使われます．一方で，フノリやアオノリは，おにぎりやふりかけノリのほかに，お好み焼きのふりかけ，吸い物などに使われます．

干しノリに味をつけたものを「味付けノリ」といい，そのほかにノリを細かく刻んだきざみノリや，ノリの佃煮などもあります．

テングサ類はテングサ科のマクサ，ヒラクサ，オニクサ，オオブサ，オバクサ，などが寒天原料として利用されています．ほとんどは食物繊維（アガロースとよばれる多糖類）からできており，ヒトの消化酵素のみでは分解されません．ただし，いくらかは，胃酸により分解しアガロオリゴ糖となり吸収され，生理的な作用をもつことが近年研究されています．

◆ 12.6 海藻の生理活性物質 ◆

生理活性とは，化学物質が生体の特定の生理的調節機能に対して作用する性質のことをいい，生理活性をもつ化学物質は生理活性物質とよんでいます．海藻は大昔から食用とされてきたことは貝塚からワカメやヒジキの化石が発見されたことからもわかっていますが，中国ではすでに紀元前820年頃から甲状腺の治療にコンブを利用していたそうです．

海藻に含まれる生理活性物質は食物繊維および関連物質で消化吸収されにくい細胞壁または細胞間を充填する高分子物質，および分子量は比較的小さく，吸収されてから体内での代謝に直接または間接に影響を与える物質であるとされています．藻類の一般成分として最も多いのは炭水化物であり，多くの海藻

で60%程度を占めます．そのうちの多くを海藻特有の多糖類が占めます．海藻の機能性成分研究においても多くの研究がこの独特の多糖類に着目して行われています．

海藻には多くの生理活性物質が存在していることが知られていますが，主なものには次のような物質があります．

a．寒　天

寒天（カンテン，agar）は，テングサ，オゴノリなどの紅藻類の粘液質を凍結・乾燥したものです．一般に売られている寒天は，冬の寒冷地で自然凍結と天日乾燥を繰り返してつくられます．寒天はわが国では昔から食用とされており，350年ほど前から京都でつくられていたといわれています．食用のゲル（ゼリー）の材料という点では，牛や豚からつくられるゼラチンに似ていますが，化学的には異なる物質です．寒天は単一の多糖類ではなくアガロース約70%とアガロペクチン約30%の混合物です．寒天には角寒天，細寒天（糸寒天），粉末寒天，フレーク状寒天などがあります．

天然寒天は，テングサ属を用い，これにオゴノリを混合することもあります．長野県，岐阜県などで，冬の寒気を利用してつくられています．天然寒天には角寒天と細寒天があります．

天然寒天の製造には，まず採集したテングサを砂浜に広げ，ときおり淡水を

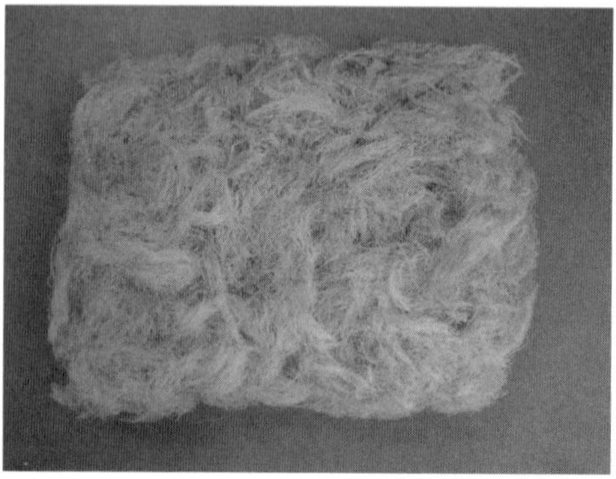

図 12.1　乾燥テングサ

注いで十数日間日光にさらした薄黄色のさらしテングサを用います．これを水に浸し，柔らかくしたものをつき，貝殻，砂その他を取り除き，流水にさらし，塩分，色素を除きます．テングサには他の海藻を20％ないし40％配合します．これはテングサが高価であり，またテングサのみでは固すぎるためです．

沸騰した湯に原料海藻を投入し，粘質分を溶出させるために硫酸または酢酸を少量加え，約3時間煮沸し，火を弱めて70〜80℃に保ちます．通常は原料海藻12 kg当たり水約4,000 l，水で希釈した硫酸30 gを用います．

煮沸が終了したら麻袋に入れ，圧搾して濾液を静置し，上澄みをとります．上澄みを容器に移し，放冷し，トコロテンに凝固させます．角寒天の場合は，約4 cm角柱に切り，細寒天の場合，トコロテン突きで5 mm角に突き出し，むしろの上に並べます．寒い夜に凍結させますが，角寒天は2晩かけて凍結するのが最上とされます．低温のために1晩で急激な凍結が起こると，寒天質と氷とが分離してしまい不良となるといわれます．

凍結したら翌朝，日光に当て，氷を融解し水分を滴下させ，さらに数日間，日乾して天然寒天ができあがります．

寒天には多くの用途がありますが，食品加工としては佃煮，あん，ペースト状食品，などに使用されます．また，プリン，アイスクリームなどの菓子の材料に用いられるほか，ほとんどカロリーがないことや腸において油や糖分の吸収を妨げることなどから，ダイエット食品としても注目されています．

医薬品や化粧品としてはソフトカプセル，歯科用印象剤，シャンプークリームなどに使用されています．

研究用としても重要で，植物の組織培養や微生物培養の際の培地の固形化に用いられています．寒天で凝固させた培地は寒天培地とよばれ，固形培地の代表的な存在です．また特に純度の高いものは核酸の電気泳動（アガロースゲル電気泳動）にも使用されます．結核菌，コレラ菌などの発見で有名なロベルト・コッホが1881年に寒天培地による細菌培養法を開発したため，寒天の国際的需要が増えました．

第二次世界大戦以降は諸外国においても寒天製造が行われるようになり，工業的な寒天製造法が開発されました．こうしてつくられたのが工業寒天です．

工業寒天は粉末寒天がオゴノリを主原料としてつくられ，フレーク寒天はマクサを原料としています．天然寒天に対して工業寒天は工場で製造するので天候に関係なく生産できます．

寒天の生理機能では，寒天がヒトの消化酵素で消化できない食物繊維であり，緩下作用および便量の増加が知られています．また，ラットによる動物実験の結果では血圧低下作用が認められています．

b．アルギン酸

アルギン酸（alginic acid）は褐藻類などに含まれる多糖類で，食物繊維の一種です．また紅藻のサンゴモなどにも含まれています．アルギン酸は海藻の葉体内ではゼリー状のアルギン酸塩として細胞間に存在しているといわれます．

純粋のアルギン酸は白ないし淡黄色で，繊維状，顆粒状または粉末状をしています．水には不溶性ですが，アルギン酸ナトリウムなどの可溶性塩として抽出され，工業用および食品添加物その他の目的で利用されています．

アルギン酸は世界で年間 35,000 t が使用されていますが，このうち工業用は 21,000 t で 60％ を占めています．主な用途は染色用捺染糊剤，溶接棒添加剤，水処理用高分子凝集剤などに使用されています．

医療分野では X 線造影剤，歯科材料，錠剤崩壊剤，湿布薬などにも使用され，さらにアルギン酸の繊維状ゲルが手術糸に，またアルギン酸カルシウムゲルは創傷被覆材に用いられています．

食品用としても広く使用されており，世界の年間需要量は 15,000 t 程度であり，このうち日本で約 400 t が使われています．食品添加物として，アルギン酸，アルギン酸プロピレングリコールエステルとアルギン酸ナトリウムが認められています．これらは食品の増粘安定剤，ゲル化剤，乳化安定剤，めん質改良材などの目的でアイスクリーム，スープ，ソース，ケチャップ，ドレッシング，めん類などに添加されます．また，人造イクラ，人造フカヒレ，成形肉などにも利用されています．

アルギン酸の生理機能としては抗腫瘍効果が認められており，また，ラットを用いた動物実験でアルギン酸カリウムに血圧上昇抑制効果があることが認め

られています．これは腸内アルギン酸がカリウムとナトリウムを交換し，ナトリウムを排泄すると同時に血中のカリウム濃度が上昇するためであるといわれます．

また，アルギン酸ナトリウム，アルギン酸プロピレングリコールによりラットの血中コレステロール，肝臓中のコレステロールの上昇を抑制することも認められています．

また，アルギン酸は食物繊維であり，ヒトの消化酵素では消化されないので，整腸作用を示すことも知られています．

c．カラギーナン

カラギーナン（carrageenan）は紅藻スギノリ科，ミリン科，オキツノリ科の海藻の直鎖含イオウ多糖類の一種で，D-ガラクトース（もしくは3,6-アンヒドロ-D-ガラクトース）と硫酸から構成される陰イオン性高分子化合物です．カラギナン，カラゲナン，カラジーナン，カラゲニン（carrageenin）ともよばれます．普通紅藻類からアルカリ抽出により得られます．組成は同じく紅藻類から得られるアガロース（寒天の主成分）に似ていますが，硫酸を多く含む点で異なっています．

工業的規模で利用されるようになったのは1930年代からですが，古くは中国で紀元前600年頃から利用され，アイルランドでも西暦400年頃から食用に用いられていたといわれています．

カラギーナンは弾力のある高分子で室温でゲルを形成します．食品その他の工業でゲル化剤，増粘剤，安定剤などとして使われます．カラギーナンの水溶液は粘性がありますが，糸を引くことはほとんどなく，力をかけると容易に流動し，静置すると粘性を回復してゲル状になる性質があります．この性質は工業的利用に有利で，特に食品に用いた場合には食感がなめらかになるという利点があります．

現在最も多く生産しているのはフィリピンで，海藻生産量で世界の約80％を占めています．最も普通に用いられるのはコットニー（*Eucheuma cottonii*）とスピノサム（*Eucheuma spinosum*）で，この2種で世界の生産量の約75％になります．これらは水深2m付近で栽培され，普通は竹の浮きの間に張ら

れたナイロンロープに生やして，3カ月ほどして各海藻の重量が約1kgになったときに収穫されます．

　カラギーナンの生理機能もよく研究されていますが，ヒト消化管ではほとんど分解されない食物繊維の一種とされており，また多くの国で食品添加物として使用されています．ラットを用いた動物試験の結果ではκ-カラギーナンはエールリッヒ固形腫瘍に対して増殖を抑制し，λ-カラギーナンは腫瘍の増殖を抑制しましたが，ι-カラギーナンでは無効でした． 〔望月　篤〕

文　献

1) 鈴木たね子：漁獲物利用（食用）の視点から（日本水産学会編），pp.86-98，恒星社厚生閣，1976.
2) 農林水産省：平成18年度水産白書.
3) 厚生労働省：日本人の食事摂取基準（2005年版）.
4) 山田信夫：海藻利用の科学，pp.186-222，成山堂，2001.
5) 西沢一俊：食品と開発，**24**(5)，pp.54-59，1989.
6) 天野秀臣：水産食品の加工と貯蔵（小泉千秋，大島敏明編），pp.281-295，恒星社厚生閣，2005.

IV 食の魅力

13 フルーツの魅力

◆ 13.1 果実栽培の歴史 ◆

　果実は1年を通して，食料品店のフルーツコーナーで国内外の種々の果実を購入することができます．しかし，わが国で栽培されている果実は，海外より導入されたものが大部分であり，原産地は中国，アジア，中近東，地中海沿岸地域であることは，意外に知られておりません．果樹産業として定着しているブドウ，カンキツ類，ナシ，カキなども，中国大陸から渡来し，古くから栽培されております．

　弥生時代の遺跡からは，モモ，ウメ，クリの種子が発見されており，奈良・平安時代にはナシ，ビワ，アンズ，スモモ，ユズ，カキ，ナツメなどが，鎌倉・室町時代ではキンカン，ザクロ，ブドウが，江戸時代ではクルミ，温州ミカン，ナツミカン，ブンタン，イチジクなどが栽培されております．特に，明治時代以降に多くの果樹が，欧州やアメリカより導入，そして，産業化に結びついた果実にリンゴや西洋ナシ，サクランボ，レモン，オレンジがあります．

　わが国の在来果樹については，モモ，ナシ（ニホンヤマナシ）が古事記や日本書紀に，また，平安時代の『倭名類聚抄（わみょうるいじゅしょう）』にクリ，シイ，トチ，アンズ，ナシ，ワリンゴ（現在絶滅）などの木の実や果実が利用されていたと記されています[1]．

　現在栽培されているリンゴは，ヨーロッパの大果系品種が1871（明治4）〜1873（明治6）年に導入されたものであり，日本ナシは，日本古来のナシと中国産の野生種の改良されたものです．モモは中国より大果系品種を導入，ミカン類の野生のタチバナは日本原産で九州から四国，静岡まで分布していま

す．温州ミカンは約500年前に鹿児島県で発見された，唯一の日本原産のミカンです．

◇◆ 13.2 果実の栄養成分 ◆◇

わが国の1日当たり1人の果実消費量は161gです．世界的にみると，消費量の最も多い国は579gのギリシャで，ついでオーストリアの440g，イランの438g，オランダの426g，トルコの423g，アメリカの412gと続き，わが国は，果実を多く食べる国ではありません[2]．食生活の違いもありますが，果実の栄養成分や機能性を考えると，食生活に果実を取り入れることは健康保持に大きな効果があります．

現在，わが国では果実の摂取量が不足しており，健康な生活のために1日200g果実を摂取する運動が展開されています．果実には野菜では代替できない成分が含まれております．

果実の成分表（表13.1，表13.2）をみると，果実はビタミンやミネラルを豊富に含む食品であることがわかると思います[3]．日常生活の必要カロリーは，2,300～2,700 kcalであり，果実100gから供給されるのは45 kcalで必要カロリーの1.6～1.9％にすぎません．しかし，100gの果実に含まれているビタミンA，E，B_1，B_2，Cとも成人1日の栄養所要量に占める割合は高く，果実はカロリーを減らして，ビタミンを摂取するのに有効な食品であると思われます．

ビタミンA所要量は，成人男性で2,000 IU，女性で1,800 IUです．アンズには1,500 IU/100 g，甘ガキには420 IU/100 g，温州ミカンには1,000 IU/100 gが含まれています．果実に含まれているビタミンAの前駆体であるカロテン類にはα-カロテン，β-カロテン，β-クリプトキサンチンがあります．アンズにはβ-カロテンが多く，温州ミカンやカキにはβ-クリプトキサンチンが多く含まれています．

ビタミンE所要量は，男性10 mg，女性8 mgであり，ブルーベリーに2.3 mg/100 g，アボカドに3.6 mg/100 g，ウメは5.3 mg/100 gと最も多く含まれています．

表 13.1 果実の可食部 100 g 当たりのビタミン含有量と食物繊維総量

果実名	A(IU)	E(mg)	B₁(mg)	B₂(mg)	ナイアシン(mg)	C(mg)	食物繊維(g)
アセロラ	370	2.4	0.03	0.04	0.3	1,700	1.9
アボカド	1,500	3.6	0.10	0.21	2.0	15	5.3
アンズ	1,500	1.9	0.02	0.02	0	3	1.6
イチジク	18	0.5	0.03	0.03	0.2	2	1.9
ウメ	240	5.3	0.03	0.05	0.4	6	2.5
温州ミカン	1,000	0.4	0.10	0.03	0.3	32	1.0
ネーブルオレンジ	130	0.3	0.07	0.04	0.3	60	1.0
甘ガキ	420	0.1	0.03	0.02	0.3	70	1.6
キウイフルーツ	140	1.3	0.01	0.02	0.3	69	2.5
グレープフルーツ	0	0.3	0.07	0.03	0.3	36	0.6
サクランボ	98	0.5	0.03	0.03	0.2	10	1.2
日本ナシ	36	0.1	0.02	0	0.2	3	0.9
ナツミカン	85	0.3	0.08	0.03	0.4	38	1.2
パイナップル	30	0	0.08	0.02	0.2	27	1.5
パッションフルーツ	1,110	0.2	0.01	0.09	0.2	16	0
バナナ	59	0.5	0.05	0.04	0.7	16	1.1
パパイア	480	0.6	0.02	0.04	0.3	50	2.2
ビワ	810	0.2	0.02	0.01	0.2	5	1.6
ブドウ	0	0.2	0.04	0.01	0.1	2	0.5
ブルーベリー	55	2.3	0.03	0.03	0.2	9	3.3
マンゴー	610	1.9	0.04	0.06	0.7	20	1.3
モモ	5	0.7	0.01	0.01	0.6	8	1.3
リンゴ	21	0.2	0.02	0.01	0.1	4	1.5
レモン	0	1.6	0.07	0.07	0.2	100	4.9

(「五訂増補 日本食品標準成分表準拠食品図鑑」, 2006 年より作成)
ビタミン A は β-カロテン当量.

ビタミン C は甘ガキに 70 mg/100 g, キウイフルーツに 69 mg/100 g, オレンジに 60 mg/100 g, 温州ミカンに 32 mg/100 g, 最も多い果実はアセロラが 1,700 mg/100 g, カムカムでは 2,800 mg/100 g のビタミン C が含まれています. 近年, ビタミン A, C, E は種々な健康保持に利用されています.

果実のミネラルもビタミンと同様に果実に豊富に含まれており, 調理をせずに食べられる新鮮な果実からミネラルを摂取することは有効な手段と思われます[4].

表13.2 果実の可食部100 g当たりのミネラル含有量（mg/100 g）

果実名	ナトリウム	カリウム	カルシウム	マグネシウム	リン	鉄	亜鉛	銅	マンガン
アセロラ	7	130	11	10	18	0.5	0.5	0.31	0
アボカド	7	720	9	33	55	0.7	0.7	0.24	0.18
アンズ	2	200	9	8	15	0.1	0.1	0.04	0.21
イチジク	2	170	26	14	16	0.3	0.2	0.06	0.08
ウメ	2	240	12	8	14	0.6	0.1	0.05	0.07
温州ミカン	1	150	21	11	15	0.2	0.1	0.03	0.07
ネーブルオレンジ	1	180	24	9	22	0.2	0.1	0.06	0.06
甘ガキ	1	170	9	6	14	0.2	0.1	0.03	0.50
キウイフルーツ	2	290	33	13	32	0.3	0.1	0.11	0.11
グレープフルーツ	1	140	15	9	17	0	0.1	0.04	0.01
サクランボ	1	120	13	6	17	0.3	0.1	0.05	0
日本ナシ	0	140	2	5	11	0	0.1	0.06	0.04
ナツミカン	1	190	16	10	21	0.2	0.1	0.05	0.04
パイナップル	0	150	10	14	9	0.2	0.1	0.11	0.76
パッションフルーツ	5	280	4	15	21	0.6	0.4	0.08	0.10
バナナ	0	360	6	32	27	0.3	0.2	0.09	0.26
パパイア	6	210	20	26	11	0.2	0.1	0.05	0.04
ビワ	1	160	13	14	9	0.1	0.2	0.04	0.27
ブドウ	1	130	6	6	15	0.1	0.1	0.05	0.12
ブルーベリー	1	70	8	5	9	0.2	0.1	0.04	0.26
マンゴー	1	170	15	12	12	0.2	0.1	0.08	0.10
モモ	1	180	4	7	18	0.1	0.1	0.05	0.04
リンゴ	0	110	3	3	10	0	0	0.04	0.03
レモン	4	130	67	11	15	0.2	0.1	0.08	0.05

（「五訂増補　日本食品標準成分表準拠食品図鑑」，2006年より作成）

13.3　果実の機能性

a．果実と食物繊維

　食物繊維とは，人間の消化酵素では加水分解できないデンプン以外の多糖類とリグニンのことです．いままで非栄養素であると考えられた食物繊維は，種々の効能があることがわかり，栄養素としての評価が高まっています[5]．特に，血液中の総コレステロール値の低下や高脂血症の予防，大腸がん予防などがあげられます．果実には多くの食物繊維を含む種類があり，ブルーベリーは3.3 g/100 g，レモンは4.9 g/100 g，最も多いのはアボカドの5.3 g/100 gで

す．

b．果実とカロテノイド

カロテノイドは黄色から赤色を示す色素で，β-カロテンはカロテノイドの代表であり，多くの果実に含まれています．トマトにはリコピン，温州ミカンには β-クリプトキサンチン（600〜2,000 μg/100 g）などが含まれています．リコピンや β-カロテンのように酸素を含まないものをカロテン，β-クリプトキサンチン，ゼアキサンチンのような酸素を含むものをキサントフィルとよびます．近年，温州ミカンに β-クリプトキサンチンが多く含まれていることがわかり，がん予防に効くことが報告されています[6]．

カロテノイドの多い果実をたくさん摂取すると，血液中のカロテノイドの多い人は肺がんのリスクが低いといわれています．これは β-カロテンや β-クリプトキサンチンそのものが発がんを抑制するというよりは，カロテノイドをたくさん摂取する習慣が発がんのリスクを低下させていると考えられています．

c．果実とケルセチン

ケルセチンは強い抗酸化作用があり，リンゴなどの果実に多く含まれています．フラボノイドの一種であるケルセチンは動脈硬化症やがんの予防に有効と考えられています．動脈硬化は，組織への血流が減少し，機能不全となり，その原因が血液中の活性酸素であり，ケルセチンはこの活性酵素を消去するために，血管の障害を抑制すると考えられています[7]．

ケルセチンを含んだ果実（リンゴなど）を摂取すれば，血管に関係する心臓病や脳障害の病気は予防されることから，ケルセチンの抗酸化作用が種々の病気を予防する結果に結びついていると考えられます．

d．果実とカテキン類

近年，カテキン類の抗酸化作用が明らかとなり，消費者の健康増進のため，その有効性が注目されています．カテキン類には，カテキン，エピカテキン，エピカテキンガレートやプロアントシアニジンがあり，これらは脂質，タンパク質，核酸などにダメージを与え，疾病を起こす活性酸素を除去する能力があ

るといわれています．

リンゴ，モモ，西洋ナシにはカテキンとエピカテキンが，ブドウにはエピカテキンとエピカテキンガレートがあります．カテキンなどには，抗酸化作用によりがんや血小板の凝集を抑えて血栓が形成されるのを防ぎ，循環器系の疾病予防や血圧の上昇を抑制する効果があります[8]．

プロアントシアニジンは，バナナ，リンゴ，カキ，ブドウ，ブルーベリー，ウメに多く含まれています．

e．果実とビタミンC

ビタミンCはL-アスコルビン酸といい，酸味を呈します．多くの動物は体内でブドウ糖からビタミンCを生合成することができますが，ヒトやサルなどは体内でつくることができません．ビタミンCはコラーゲンの生成に重要な役割を占めています．コラーゲンは結合組織という骨格形成に重要な成分であります．

日本人の栄養所要量では，ビタミンCの1日の所要量は成人で100 mgであり，バランスのよい食生活では問題ありませんが，妊婦や授乳婦，肉体労働，ストレスの多い生活，喫煙では，ビタミンCの消耗が多く，十分なビタミンCの補給が必要です[9]．

ビタミンCは，カムカム，アセロラ，グァバ，キウイフルーツ，レモン，グレープフルーツ，温州ミカンに多く含まれています．また，ビタミンCは水溶性なので調理によって減少しますが，果実は生食されるのでその心配はありません．

◆ 13.4 果実の機能性と効能 ◆

a．果実と皮膚

皮膚を健康に保つことが肌をよい状態にすることです．

よい肌の条件は皮膚のキメが細かく，皮膚に色素沈着がなく，潤いがあり，ハリとツヤがあって，みずみずしく，表皮・毛孔に汚れがないことがあげられています．そのためには，常に皮膚に余分のメラニン色素がなく，油分や水分

が保持されていることが重要です．

ビタミンAの不足により，乾燥肌になりやすくなります．果実に多く含まれているカロテンには，活性酸素を除去する効果があり，皮膚や粘膜上皮細胞の機能を保つ働きがあります[10]．

ビタミンCは，肌を白くする効果のあることが知られており，肌を黒くするメラニン色素はビタミンCの効果により，メラニン自体を無色のメラニンに変えて，肌を白くする作用があるといわれています．また，ビタミンEは老化作用を抑制し，皮膚の油分を常に保つ効果があります．

b．果実とスポーツ

スポーツと果実との関係は，多くのスポーツ選手が認めています．

スポーツ選手は，競技中にエネルギー源として果糖を補給します．果実以外の栄養成分を摂取すると血糖値や血中のインスリン濃度が上がりますが，ショ糖やブドウ糖に比べて果糖はこの作用が小さい特徴があります．

また，運動に必要なエネルギー源は，炭水化物から合成されるグリコーゲンとして，筋肉や肝臓に貯蔵されます．運動により消費されたグリコーゲンを回復させるには，炭水化物と同時に，クエン酸を多く含んだ果実を摂取するとグリコーゲンの回復を早めることができます[11]．さらに，ビタミンC，B_2は，水溶性ビタミンであるため，体内に貯蔵できず，余分なものは尿中に排泄されるため，毎日これらのビタミン類を摂取する必要があります．果実にはビタミンCが豊富にあり，スポーツ選手には大切な栄養成分になっています．

c．果実と肥満

果実は肥満の原因になるとよくいわれています．しかし，実は果実100g当たりのカロリー量は約45 kcalであり，菓子類の約450 kcalに比べて，果実は菓子類の約10分の1のカロリーです．食品のカロリーは，タンパク質，脂質，糖質の量で計算されますが，果実にはほとんど脂質がないことから，カロリーの低い食品といわれています[7]．

また，リンゴを食べても血糖値の上昇も少なく，食後の満腹感が高く，持続性も長いことから，太るほど果実を食べることは，いまの食生活のなかではな

いことが認められています．

d．果実と疲労回復

身体的な疲労や激しい運動後には，筋肉・筋力が低下しますが，これは乳酸が原因となっています．この乳酸は時間とともに，血液中に出て肝臓でグリコーゲンに戻り，再び利用されます．

果実にはショ糖のほかに，果糖とブドウ糖が含まれています．ショ糖は腸管でブドウ糖と果糖に分解して初めて吸収されますが，果糖とブドウ糖はそのまま吸収されて，血中に入り，筋肉や肝臓に達します．そして，グリコーゲンに変化してエネルギー源になります．

クエン酸やリンゴ酸の含有する果実の有機酸は，クエン酸回路でエネルギー生産に関わりますが，エネルギー源としては利用されません．果実には果糖やブドウ糖というエネルギー源と疲労で消耗するビタミンCが含まれており，疲労回復に結びつきます．また，風邪でエネルギー源が消耗するために，ビタミンA，Cが消耗されます．このときには果実のエネルギー源である糖類やビタミンCを補給する必要があります[9]．

e．果実の食物繊維と便秘

便秘は3～4日間以上排便がないときにいわれます．便秘になると，便通の回数が少なくなり，食物の腸管通過時間が長くなり，便の水分が70％以下になるため硬くなります．

果実には，このような状態を改善する働きをもつ食物繊維やオリゴ糖，ソルビトールなどがあり，便秘に効果があるといわれています．果実100gに含まれるソルビトールの量は，リンゴで0.9g，日本ナシで0.8g，スモモで1.0g，サクランボで2.3g，ネクタリンで1.8gです．果実を食べると，便の量も増え，軟らかくなり，腸管通過時間が短くなります．その理由は，果実には良質の食物繊維が豊富に含有されているからです[8]．

特に日本ナシでは，果肉細胞は石細胞であり，細胞壁多糖類のリグニンやペクチン，セルロースが役立っています．また，バナナのフラクトオリゴ糖は善玉菌であるビフィズス菌などを増殖させるため，腸内のpHが酸性となり腸内

を刺激するといわれています．

f．果実の成分とがん予防

近年，死亡原因にがんが多くなっています．臓器別では胃がん，肺がん，大腸がん，肝臓がんががん死亡率の 60% を占めています．

最近の研究成果に，果実に含まれている物質と発がんとの関係の研究が注目されています．カンキツでは β-クリプトキサンチンやブドウのレスペラトロールなどがあります．果実に含まれているポリフェノールやビタミン C，E，カロテノイドは，抗酸化活性があるために発がん抑制に有効と考えられています[5]．

また，疫学研究によると，果実を多く食べるとがんのリスクが減るとされています．

g．果実と生活習慣病予防

高血圧症，中性脂肪，高コレステロール，動脈硬化，心臓病，脳卒中などの循環器疾患などの生活習慣病の予防が叫ばれています．

果実のなかで，リンゴの摂取は血圧を下げる効果があり，その理由は，リンゴにはカリウムが多いだけでなく，ナトリウムが少ないためカリウムがナトリウムと競合的に塩素イオンと結合するためと考えられています[7]．

また，血液中のコレステロールや中性脂肪が基準値より増加すると，動脈硬化を促進すると考えられています．

リンゴには，水溶性食物繊維であるペクチンが多くあり，これは総コレステロールを低減する物質とされています．総コレステロール値が減少すると，動脈硬化のリスクも低減され，心臓病や脳卒中が予防できると考えられています．特に，アボカドは不飽和脂肪酸が多いことから，コレステロールが蓄積されない果実として有名になっています．

ブドウにはポリフェノールとして，アントシアニン，カテキン，フラボノール，プロアントシアニジンが含まれています．このうち，果皮にはアントシアニン，種子にはプロアントシアニジン，カテキンが多く含まれています．これらの成分は，血液中の血小板凝集活性が低下することから，動脈硬化の予防に

効果があると考えられています．また，ワインは古代より消毒薬や殺菌，抗菌作用が知られていました．この効果はワインのアルコールだけでなく，ポリフェノールが含まれているためであることが明らかとなっています．さらに，赤ワインに含まれているレスペラトロールが発がんを抑制するといわれています[5]．

また，アントシアニンの機能としては，目の明暗の調節，毛細血管強化などがあり，ブルーベリーやイチジクが注目されています．ブルーベリーは100g中に100〜300 mgのアントシアニンが多く含まれています[12]．

さらに，果実には抗酸化作用があり，ブルーベリーは抗酸化作用の最も高いグループに属しています．カンキツの油溶性成分のビタミンEやカロテノイドは毛細血管の血流をよくしたり，抗酸化作用があるために，高血圧や動脈硬化などの効果があるとされています．

〔井上弘明〕

文　　献

1) 渡辺俊三：果物の博物学，pp. 17-185，講談社，1990．
2) 間苧谷徹：果実の真実（間苧谷徹編），pp. 2-4，化学工業日報社，2000．
3) 井上弘明：食品図鑑（平　宏和，芹澤正和，梶浦一郎，竹内昌昭，中井博康編），pp. 222-290，女子栄養大学出版部，2006．
4) 田中敬一：果実日本，**58**(5)，69-71，2003．
5) 村松　昇：果実の真実（間苧谷徹編），pp. 19-22，71-74，98-100，化学工業日報社，2000．
6) 松本亮司：果実の真実（間苧谷徹編），pp. 102-103，化学工業日報社，2000．
7) 田中敬一：果実の真実（間苧谷徹編），pp. 25-27，59-63，74-80，化学工業日報社，2000．
8) 鈴木康生：果実の真実（間苧谷徹編），pp. 31-34，80-84，化学工業日報社，2000．
9) 小川一紀：果実の真実（間苧谷徹編），pp. 44-45，67-70，化学工業日報社，2000．
10) 津田智美：果実の真実（間苧谷徹編），pp. 54-59，化学工業日報社，2000．
11) 天野貴之：果実日本，**58**(4)，69-71，2003．
12) 朝倉利員：果実の真実（間苧谷徹編），pp. 108-110，化学工業日報社，2000．

Ⅳ 食の魅力

14 発酵食品の魅力

　発酵食品は食品保存の知恵から生まれました．微生物の力で食品の保存性を高めるという「大発明」を生んだきっかけは，多くの場合偶然の発見でした．古代メソポタミアで，自然発酵で生み出されたワインやパンが飲食物として定着したといわれています．「腐った」ブドウを食べてみた，水で練った小麦粉を放置しておいたものを捨てずに焼いてみた，といった何気ない行為に基づく偶然の発見を経験的に利用することで，今日の食文化を支えるワインやパンのような「大発明」が生まれたのです．発酵食品は，おいしく，健康によいということに加えて，地域の食べ物や気候風土の影響を色濃く受けており，民族の歴史を映し文化を担っているという側面ももちあわせた魅力ある食品です．

　この章では，発酵食品の食品としての優れた点，特に健康機能性を中心に最新の研究成果を交えてその魅力を解説してみたいと思います．

◆ 14.1 発酵食品の特長 ◆

　発酵食品の特長は，優れた保存性と，食品としての一次（栄養）・二次（おいしさ）・三次（健康の維持・増進）の機能性の高さにあります．

　発酵食品が利用されるようになった最初のきっかけは，その優れた保存性によると考えられます．食料の確保に追われていたかつての人類にとって，食品の保存性を高めることは切実な課題でした．さらに加えて「おいしい」食品が求められたに違いありません．古来，地域ごとに入手可能な食品原料や気候風土にあったさまざまな発酵食品が偶然みつけられ，あるいは意図的につくられてきたと考えられますが，その過程で保存性の優れた発酵食品がまず選択さ

れ，ついで食品の二次機能である「おいしさ」のある食品，一次機能の栄養に優れた食品が選択されてきたものと考えられます．一方，食品の三次機能である健康の維持・増進機能に関する発酵食品の特長は，最近の研究によって少しずつ明らかになりはじめたところです．以下，これらの特長について詳しくみていきましょう．

◆ 14.2 食品の保存性の向上 ◆

発酵による食品の保存性の向上に関しては，次のような三つのメカニズムが知られています．

a．有機酸の生成による保存性向上

乳酸菌を用いた発酵食品では，乳酸菌の増殖とともにつくられる乳酸自体が殺菌作用を示します．これに加えて，食品のpHを低下させることによって，有害菌の増殖が抑えられています．乳酸に限らず，発酵でつくられる有機酸は一般的に細菌類の増殖を抑制する作用がありますが，乳酸は特に酸性域から中性域まで多くの細菌類の増殖誘導期を延長させる作用をもち，幅広い発育阻止作用を示します．しかし乳酸は酢酸などの他の酸とは違い，酵母やカビなどの真菌類に対しては強い抗菌作用を示さないという特徴があります[1]．これが乳酸菌と酵母やカビの共同作用でつくり出される発酵食品の成立の大きな要因になっていると考えられます．

b．抗菌物質の生成による保存性向上

最近の研究で，発酵食品の製造過程で微生物がつくりだす抗菌物質によって食品の保存性が高められることがわかってきました．

乳酸菌類がつくる抗菌物質のバクテリオシンには，耐熱性が高いものも多く，安全で優れた天然保存料として近年期待が高まっています．代表的なバクテリオシンのナイシンAは，GRAS物質（generally recognized as safe，安全性が高いとアメリカで認証された物質）と認定されており，2009年になって日本でも食品添加物としての使用が認められました．発酵乳（チーズ，ヨーグ

ルトなど），漬物，生ハムなどの乳酸菌が主役となる発酵食品では，バクテリオシンが保存性の向上に大きく貢献していると考えられます[2]．

　納豆菌も各種の抗菌物質をつくることが知られています．1996年に病原性大腸菌O157の集団感染症が発生した際に，小学校で実施されたアンケート結果で，納豆をよく食べる（週3回以上）生徒の方が，ときどき食べる（週3回未満）生徒や全然食べない生徒より，保菌者と発病者が少なかったことがわかっています．納豆菌がつくるジピコリン酸はキレート作用をもち，O157に対する抗菌作用があるのではないか考えられているようですが，抗菌物質の本体かどうかまだよくわかっていないようです．

　「くさや」の微生物が抗菌物質をつくるという報告もあります．くさやは名の通り日本の「臭い」食品の代表選手です．ムロアジやトビウオなどを使用した干物の一種で，伊豆諸島の特産品です．新鮮な魚をくさや液とよばれる長年繰り返し使用されてきた一種の発酵液に浸け込み，よくなじませてから真水で洗浄し，天日に干してつくられます．このくさや液に棲みついている主要な微生物 *Corynebacterium* が抗菌物質を生成するらしいのです[3]．

c. 水分活性低下による保存性向上

　カツオ節は日本とインド洋のモルジブ諸島に伝わる世界で最も硬い食品といわれる個性的な発酵食品です．日本のカツオ節の製造工程では，燻して，水分30%程度まで乾燥させた後に，カビ付けを行います．このときに使用されるのがカツオブシカビの *Aspergillus glaucus* です．カビ付けは数回にわたって行われ，カビの生育に伴って，水分が最終的に14%以下に達すると本枯節が完成します．ここまで水分が低下するとほかの微生物は増殖することができなくなり保存性が高まります．また，カビの酵素の働きによって，脂肪が脂肪酸へ，タンパク質はアミノ酸へと分解され，おいしさが増してきます．ここでも微生物の特性がたくみに利用されています．

◆ 14.3　食品の機能性の向上 ◆

　食品の機能性を高めることは，食品の高付加価値化という観点から大変重要

です．微生物の作用を利用することによって，食品のもつ一次（栄養），二次（おいしさ），三次（健康の維持・増進機能）に至る三つの機能のすべてを高めることができます．

a. 一次機能（栄養）の向上

デンプンやタンパク質などの高分子は，発酵の過程で微生物の作用によってグルコースや有機酸，ペプチド，アミノ酸などの低分子にまで分解されて消化吸収されやすくなります．大豆を原料とする発酵食品，たとえば納豆では，納豆菌の生成するセルロース分解酵素などの作用を受けて大豆の細胞組織が壊され，多糖類やタンパク質も一部分解されて低分子へと変換されているため，煮豆に比べて消化吸収が改善され，栄養機能が高まります．このように発酵食品は，消化吸収に優れ，栄養的にも優れていることから，消化器機能の低下した高齢者などに適した食品です．

b. 二次機能（おいしさ）の向上

発酵の過程で，食品中のタンパク質は分解されて，呈味性をもったペプチドやグルタミン酸などのアミノ酸類がつくられます．同時に微生物の代謝産物として有機酸などの揮発性の低分子物質ができ，それぞれの発酵食品に特有の風味・香味が生まれます．こうした風味・香味は嗜好性に大きく影響し，各地域の食文化の基礎となってきました．

表14.1に示すように，グルタミン酸を豊富に含む発酵食品は，世界中で調味料として用いられてきました．日本ではしょうゆやみそが代表的なものですが，中国の醬（ジャン）類もグルタミン酸たっぷりの発酵食品です．東南アジアでは，

表14.1 世界各地の代表的発酵調味料

国	発酵調味料	国	発酵調味料
日本	みそ，しょうゆ（大豆）	マレーシア	ブドゥ（魚）
中国	しょうゆ，豆豉醬（大豆）	インドネシア	トラシ（小エビ）
タイ	ナンプラー（魚）	ヨーロッパ	チーズ（乳），アンチョビペースト（アンチョビ）
フィリピン	パティス（魚）	西アフリカ	ダワダワ（パルキア豆）
ミャンマー	ガビ（魚）	東アフリカ	スンバラ（パルキア豆）

魚を原料にしたニュクマム，ナンプラーなどの魚醬やある種の塩辛が調味料として使用されています．一方，ヨーロッパではパルミジャーノ・レッジャーノなどのチーズが調味料として利用されています．また古代ギリシャ・ローマ時代にはガルムとよばれる魚醬が使われ，現代ではアンチョビペーストにその姿が残されています．アフリカでもダワダワやスンバラとよばれる豆の発酵食品が調味料として利用されています．ダワダワはナイジェリア，ガーナなど西部および中央部の草原地帯で年間17万tも生産され，1億人以上の住民が調味料として利用しているとのことです．

c．三次機能（健康の維持・増進機能）の向上

最近の研究によって，発酵食品がさまざまな三次機能，つまり健康の維持・増進機能をもっていることが明らかにされ，発酵食品の価値が見直されてきています．ここでは，主要な酒類と大豆発酵食品を取り上げ，その健康機能性について最新の情報を交えて紹介します．

1）酒は百薬の長

清酒やワインなどの酒類では，発酵によって生成されたアルコールが，快感の「酔い」を引き起こします．「酒は百薬の長」といわれ，適量の摂取はアドレナリンの放出を抑制し，ストレスの解消に役立つとされています．ストレスはさまざまな疾病の下地となるため，適切に管理することが必要で，飲酒はストレス管理法の一つともいえます．しかしながら，慢性的な飲酒はアルコール依存症を引き起こす危険性があり，過度の飲酒は肝機能の低下を招き肝硬変の原因となるので，「適量」が重要なことはいうまでもありません．またアルコールに対する感受性がヒトの遺伝子型によって異なるので，飲酒に際しては，自分の感受性を十分考慮する必要があります．飲酒量と死亡率の関係を調査した疫学研究によって，禁酒者よりも適量のアルコール摂取者の方が死亡率が低いという興味深い結果が報告されています（図14.1)[4]．主な酒類と関連食品の健康機能性について最新の情報を表14.2にまとめました．

① 清酒の機能性　　清酒には上記のアルコールの作用に加えて，抗酸化活性（フェルラ酸などが関与），美肌効果（関与成分はまだ未解明），健忘症予防効果（プロリルエンドペプチダーゼ阻害ペプチドが関与），血圧上昇抑制作用

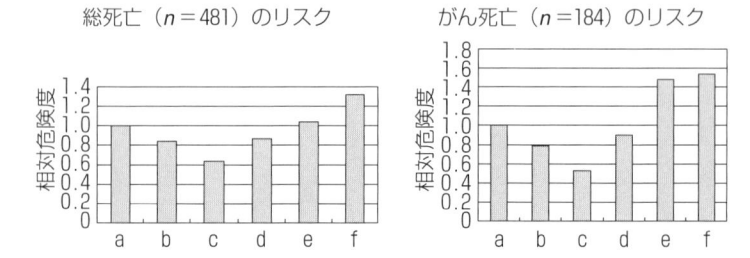

図 14.1 飲酒と死亡リスクの関係（17,706 名の男性の 7 年間の追跡結果）
a：0，b：ときどき飲む，c：1〜149 g/週，d：150〜299 g/週，e：300〜499 g/週，f：450 g/週以上．
（厚生労働省研究班による多目的コホート研究より[4]）

表 14.2 主な酒類および関連食品の健康機能性

期待される機能性	清酒	酒粕	ワイン	ビール
がん抑制	○	○	○	○
抗酸化性	○	○	○	○
コレステロール抑制		○		
血圧上昇抑制	○	○		
心疾患リスク低減			○	○
骨粗しょう症リスク低減				○
認知症予防			○	
利尿作用	○			
健忘症抑制	○	○		
美肌	○	○		

○：報告あり，空欄：報告なし（未検討または効果なし）．
（北本勝ひこ編：「醸造物の機能性」より作成）

（アンジオテンシン変換酵素（ACE）阻害ペプチドが関与）などの機能性があることが報告されています．このほか，各種のがん細胞の増殖抑制を示す成分も報告されていることから，今後の研究が期待されています[5]．また甘酒や清酒を絞った酒粕にも上記の清酒と類似の機能性が報告されています．これらの機能性に関与する各種の成分は，使用する麹菌（*Aspergillus oryzae*），清酒酵母（*Saccharomyces cervisiae*）や乳酸菌などの作用によって生成されるものと考えられます．

② ワインの機能性　清酒以外の酒類の三次機能で有名なのは「フレンチ・パラドックス」でよく知られるワインに含まれるポリフェノールの抗酸化

能です.「フレンチ・パラドックス」という言葉は,フランス人は心臓病によくないとされる脂肪分の多い食事をしているにもかかわらず,心臓病による死亡率が低いという事実から生まれました.ワインが低い死亡率の要因となっていることを示す疫学研究の結果が得られています.加えて,ワインには卵巣がん,乳がん,肺がん,認知症およびアルツハイマー症や高血圧のリスク低減作用があることも報告されています.

③ ビールの機能性　　加熱食品に含まれる Trp-P-2 とよばれる発がん物質の変異原性をビールが抑制することや,大腸がんモデル・ラットを用いた実験で,ビール摂取によって前がん病変や腫瘍の形成が抑制されることが報告され,ビールにはがんの発生を抑制する効果があるのではないかと期待されています.また,ビールの原料のホップは,薬草として用いられていたこともあり,さまざまな機能性成分を含んでいます.これまでに,抗がん作用,生活習慣病改善作用,抗酸化作用,女性ホルモン様作用,抗菌作用などが報告されています[5].

2) 大豆発酵食品の健康機能性

大豆は良質のタンパク質をはじめとする栄養成分に加えて,さまざまな微量成分を含むことから,健康によい食品素材として注目されています.みそ,しょうゆ,納豆は大豆発酵食品の代表的なものです.最近の研究によって,これらの大豆発酵食品は,大豆そのもののもつ機能性に加えて,発酵・熟成過程で微生物作用によって発現してくるさまざまな機能性をもつことが知られるようになってきました(表 14.3).

① みその機能性　　みそ汁は日本型食生活の基本要素となる重要なメニューです.みそ汁の摂取量と胃がん死亡率との関係について調べた 40 歳以上の成人を対象とした疫学調査によると,みそ汁を毎日飲んでいる男性の死亡率が,ほとんど飲まない男性の死亡率に比べ有意に低いことが明らかにされています.胃がんの予防に役立つ成分はまだよくわかっていませんが,微生物がみそ中に産生するリノレン酸エチルに抗変異原性があることが報告されています[5].

この他,みその熟成過程で生成される高分子物質メラノイジンによるコレステロール上昇抑制作用,血糖値上昇抑制作用(耐糖能改善,インシュリン分泌

表 14.3 大豆および主な大豆発酵食品の健康機能性

期待される機能性	大豆	みそ	しょうゆ	納豆
がん抑制	○	○	○	
抗酸化性	○	○	○	○
コレステロール抑制	○	○	○	○
血糖値上昇抑制			○	
血圧上昇抑制	○	○	○	○
骨粗しょう症リスク低減	○	○		◎
更年期障害軽減	○			
抗アレルギー			○	○
白内障予防			○	
血栓溶解				○
整腸				◎

◎：特定保健用食品として許可，○：報告あり，
空欄：報告なし（未検討または効果なし）．
（農林水産省：大豆のホームページおよび北本勝ひこ編：「醸造物の機能性」より作成）

促進），みそペプチドの抗酸化作用や血圧降下作用（アンジオテンシン変換酵素（ACE）阻害活性），イソフラボン類の抗酸化作用やイソフラボン類のもつ女性ホルモン（エストロゲン・抗エストロゲン）作用に基づく骨粗しょう症予防・更年期障害改善・前立腺がん抑制・美白・肥満防止などのさまざまな生理機能があることが報告されています[5]．

② しょうゆの機能性　しょうゆのがん抑制作用を示す研究も多く報告されています．原料大豆由来のイソフラボン類が抗腫瘍活性をもつ成分として注目されていますが，これに加えて，発酵・熟成過程で生成されるしょうゆ独特の香気成分 4-ヒドロキシ-3(2H)-フラノン類も抗酸化作用をもっており，抗腫瘍性活性成分ではないかと考えられています．これらの香気成分は血中の過酸化脂質の生成を抑制し，白内障の予防にも役立つ可能性が示されています[5]．

この他，しょうゆには，胃液分泌作用や大豆由来成分ニコチアナミンに基づく血圧降下作用があることが知られています．また，しょうゆに含まれる多糖類（shoyu polysaccharides：SPS）には抗アレルギー活性や免疫機能のバランス改善作用（Th 1/Th 2 バランス改善）などさまざまな機能性があること

が報告されており，通年性アレルギー患者の症状改善や，スギ花粉症患者のアレルギー症状の抑制効果が認められています[5]．

③ 納豆の機能性　日本で広く食べられている納豆は，蒸煮した大豆を納豆菌 *Bacillus subtilis*（natto）で発酵させた糸引き納豆です．みそやしょうゆと同様に原料大豆由来の機能成分を豊富に含んでいますが，みそやしょうゆの主役が酵母や乳酸菌なのに対し，納豆の主役は納豆菌です．使用される微生物が異なり，発酵・熟成の期間も異なるため，健康機能性にもみそやしょうゆとは異なった特徴があります．

原料大豆に由来する機能性成分としては，食物繊維，イソフラボン類，サポニン類が代表的なものです．納豆のイソフラボン類は，納豆菌の作用でサクシニル体とよばれる特有の構造に変換されている割合が高いのが特徴です．サポニン類には抗酸化作用，血清脂質改善作用，過酸化脂質上昇抑制作用などさまざまな生理活性があることが知られていますが，複雑な物質群なので，その機能性の詳細はまだよくわかっていないようです[5]．

一方，発酵の過程で納豆菌によってつくられる納豆特有の機能性成分としては，ポリグルタミン酸，ビタミン K_2，ナットウキナーゼ（スブチリシンNAT）などがあります．

納豆の消費量と骨粗しょう症の発生率との間には逆の相関性があることが調査研究で明らかにされ，納豆が骨粗しょう症の予防に役立つと考えられていますが，その効能成分として，納豆菌がつくるポリグルタミン酸とビタミン K_2 が注目されています．

ポリグルタミン酸（正式にはポリ-γ-グルタミン酸（γ-PGA））は，納豆菌がつくるネバネバの主成分です（図 14.2）．一般的なタンパク質のペプチド結合ではなく，特殊な γ-ペプチド結合（α 位のアミノ基と γ 位のカルボキシル基が結合）によって，グルタミン酸が連結してできた特異な高分子物質で，グルタミン酸が数千個も連結した巨大分子もできるようです．γ-PGA は，カルシウムの溶解性を高め，小腸下部におけるカルシウム吸収を促進する作用を示します[5]．発酵法でつくられた γ-PGA は，ヒトでの試験において「カルシウムの体内への吸収を促進する」作用が確認され，特定保健用食品（国が健康の維持・増進に役立つことを表示することを許可した食品）の関与成分として利用

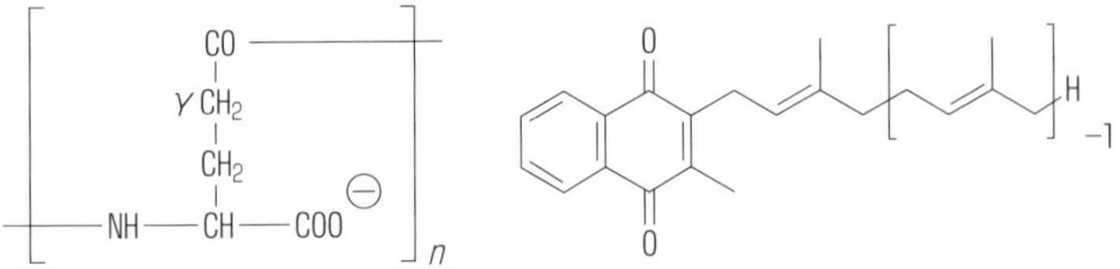

図 14.2 納豆の機能性成分
ポリ-γ-グルタミン酸（左）とビタミン K_2（右）の構造

されています．

　ビタミン K_2（図 14.2）は納豆菌がつくるビタミン K の仲間です．ビタミン K は，骨の石灰化に作用し，骨へのカルシウムの定着を促すと考えられています[5]．ビタミン K_2 の生成能力の高い納豆菌 *Bacillus subtilis* OUV 23481 を用いてつくられた納豆について，ヒトでの有効性が確認され，特定保健用食品として許可されています．

　また納豆には，納豆菌の産生するナットウキナーゼとよばれる興味深いタンパク分解酵素が存在しています．正式にはスブチリシン NAT とよぶ酵素で，試験管内で血栓溶解作用をもつことが示され注目されています．これまでの研究で，経口摂取したナットウキナーゼが腸管から吸収されて，血中に移行し，生体内でも血栓を溶解する可能性があることを示す結果が得られています．

　さらに，納豆菌の胞子をプロバイオティクスとして利用しようとする試みも行われています．納豆菌胞子は，酸に耐性をもっているので，胃酸で死ぬことなく小腸上部に到達し，そこで発芽するのですが，腸内は嫌気的な環境のため，発芽後増殖することができずに死んでしまいます．その際に納豆菌の菌体成分が遊離され，これが *Bifidobacterium* の増殖に利用され，腸内環境が改善されると考えられています．最近 *Bacillus subtilis* K 2 を用いた納豆が，「おなかの調子を整える」作用で特定保健用食品として許可されました．

　以上日本の代表的な発酵食品の健康機能性についてまとめてみました．こうした研究はまだ始まったばかりで，今後もさまざまな発酵食品を対象として新しい健康機能性が見いだされ，発酵食品の価値がますます高まるものと考えられます．

14.4 発酵食品のこれから―スローフードそして LOHAS

　最近「スローフード」が注目されています．スローフードとは，ファーストフードの対極にある考え方です．伝統的な食文化や食材を見直すことを目的に，次の指針を掲げて運動が展開されています．

　① 消えていくおそれのある伝統的な食材や料理，質のよい食品や地酒を守っていくこと．
　② 質の高い素材を提供してくれる小生産者を守っていくこと．
　③ 子どもたちを含めた消費者全体に，味の教育を進めていくこと．

　こうした指針は，発酵食品にぴったり当てはまります．つまり私たちが培ってきた伝統的食文化を守るという意味で，放っておけば絶滅しそうな発酵食品のよさを掘り起こす必要があります．そのためには発酵食品をつくっている小規模生産者を守っていく必要がありますし，子どもたちを含め私たち自身が，発酵食品の奥深い味の世界を知り，発酵食品を適切に利用して食生活を豊かにする，このことが，私たちの食文化を守るうえで大変重要なことです．

　さらに新しいライフスタイルとして，LOHAS (lifestyles of health and sustainability) という考え方も登場しています．LOHAS には六つのキーワードがあげられています．

　① 健康的な暮らし
　② 自然環境への配慮
　③ 五感を磨く
　④ 古いものと新しいもの
　⑤ つながりを意識する
　⑥ 持続可能な経済

　これらも発酵食品にぴったりのキーワードです．発酵食品は健康的な食生活をサポートし，自然環境に配慮してつくられます．発酵食品は五感（味覚，嗅覚，視覚，触覚，聴覚？）を磨くことで楽しむことができるものです．また発酵食品は，伝統的な知恵が生んだものですが，いまや最先端の技術でその価値が再評価されつつあります．さらに発酵食品は，微生物・植物・動物の生命のつながりのなかから生まれた食べ物であり，人にも環境にもやさしい持続可能

な食べ物なのです．

　21世紀に生きる私たち人類はさまざまな課題を抱えており，新しいライフスタイルが求められています．こうしたなかで，発酵食品の魅力について学ぶことによって，日本の食の原点を思い起こすことは，とても大切なことのように思われます． 〔森永　康〕

文　　献

1) 森地敏樹，松田敏生編：バイオプリザベーション，pp. 42-64，幸書房，1999．
2) 21 CFR Ch. I (4-1-03 Edition) Food and Drug Administration, HHS., 184. 1538, 2003．
3) 吉澤　淑，石川雄章，蓼沼　誠，長澤道太郎，永見憲三編：醸造・発酵食品の事典，pp. 558-561，朝倉書店，2002．
4) 厚生労働省研究班による多目的コホート研究 JPHC Study ホームページ（http://epi.ncc.go.jp/jphc/index.html）．
5) 日本生物工学会スローフード微生物工学研究部会編：醸造物の機能性，財団法人日本醸造協会，2007．

IV 食の魅力

15 ヨーグルトの魅力

◆ 15.1 ヨーグルトとは ◆

　ヨーグルトは「*Streptococcus thermophilus* と *Lactobacillus bulgaricus* という2種の乳酸菌の作用により乳を乳酸発酵した製品で，最終製品中には，これらの微生物が多量に存在していなければならない」と国際規格（FAO/WHO）では規定されています．そしてヨーグルトを製造するために乳に加えられる乳酸菌をスターター乳酸菌といいます．ただし，日本では，ヨーグルトという名称は一般名であって，法的な種類別名称は「発酵乳」です．そして，厚生労働省の規定では，発酵乳は「乳またはこれと同等以上の無脂乳固形分を含む乳等を乳酸菌または酵母で発酵させ，糊状あるいは液状にしたもの，またはこれを凍結したもの」と定義し，その成分規格は「無脂乳固形分8％以上，乳酸菌または酵母数1 ml あたり1,000万以上，大腸菌群陰性」となっています．

　したがって，わが国ではスターター乳酸菌として *S. thermophilus* と *L. bulgaricus* を用いなくても「ヨーグルト」と表示できるので，近年では種々の生理機能を有した乳酸菌を用いた「ヨーグルト」もつくられています．したがって，ここでは「ヨーグルトとは乳そのものの栄養成分をそっくり受けつぎ，さらに乳酸菌の働きで栄養的価値・生理的価値や嗜好性を一層高めた食品」として，ヨーグルトの魅力について述べます．

◆ 15.2 ヨーグルトの歴史 ◆

　ヨーグルトの起源は，古代メソポタミアでウシやヤギが家畜化され乳が利用されるようになったのとほぼ同時期（紀元前5000年頃）であると考えられています．エホバが，その民に凝乳（ヨーグルト）を与えたと旧約聖書に記載されており，すでにヨーグルトが常用されていたことが示されています．また，インドでも紀元前800〜300年に発酵乳（ヨーグルト）がつくられていたことがヴィータ聖典に記されています．

　ヨーグルト（yoghurt）の語源はトルコ語の「乳からつくったすっぱい発酵液」とする説とフン-アルタイ語のyog（固まった）とurt（乳）の合成語であるとする説がありますが，どちらも，乳を原料として発酵させた乳製品を表しており，現在のヨーグルト様のものをいい表していると考えられます．

　またフランスのルイ11世が激しい胃痛を患った際，ヨーグルトを用いて治療したとの記録があり，17世紀にはヨーグルトのもつ整腸作用が利用されていたことがうかがわれます．

　メチニコフが，1904年にヨーグルトこそが長寿食であるといいはじめて以後，ヨーグルトはヨーロッパに広まり，ヨーグルトの栄養・生理的な効果についての研究が進むことになりました．

　わが国では，孝徳天皇の時代（645年頃）に牛乳が利用されるようになり，ヨーグルト様の乳製品が「酪」という名称でつくられていました．日本最古の医学書である『医心方』には，この「酪」の効用として全身の衰弱を治し，便秘を和らげ，皮膚をつややかにすると述べられています．しかし，この「酪」などの乳製品は平安時代の末期以降利用されなくなりました．

　再びヨーグルトがわが国で利用されるようになったのは1894（明治27）年で，「凝乳」と称し整腸剤として売り出されました．その後1914年に「ヨーグルト」の名称を商標登録した会社が現れましたが，あまり売れませんでした．

　その後1950年に日本独特の砂糖や寒天を加えたプリン状のハードヨーグルトが，1971年にプレーンヨーグルトが発売されました．現在は，さまざまな生理効果が期待される乳酸菌を含有したヨーグルトが種々のメーカーから販売されています．

◆◇ 15.3 いろいろなヨーグルトとつくり方 ◇◆

a. ヨーグルトのいろいろ

ヨーグルトには，甘味料や香料などが一切入っていない乳原料だけを発酵させたプレーンヨーグルト，甘味料や香料のほかに，寒天やゼラチンを加えてプリン状にしたハードヨーグルト，プレーンヨーグルト状のものをホモジナイザー（均質機）で細かく砕き甘味料や果汁を加えて飲料としたドリンクヨーグルト，プレーンヨーグルトに果肉類を均一に加えたデザート感覚があるソフトヨーグルト，そしてプレーンヨーグルト状のものをアイスクリーム用のフリーザーで空気を入れながら凍結させたフローズンヨーグルトなどがあります．

b. つくり方

ヨーグルトの製造法の概略を図15.1に示しました．一般に原料乳を均質化した後殺菌（85～95℃，5～15分）し，冷却してスターター乳酸菌を添加し，

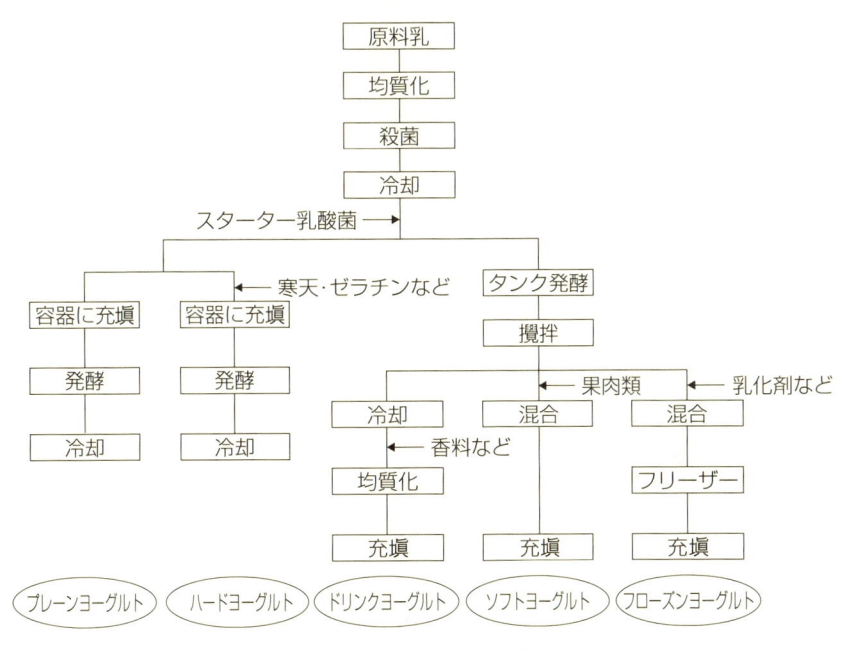

図 15.1 各種ヨーグルトの製造工程概略

プレーンヨーグルトとハードヨーグルトは容器に小分けした後発酵させてつくります．ドリンクヨーグルト，ソフトヨーグルトそしてフローズンヨーグルトはスターター乳酸菌を添加し，発酵タンクで一括して発酵させた後，図 15.1 に示したような工程を経てつくられます．なお，後述する機能性乳酸菌（以後，本稿ではビフィズス菌を含む）を含むヨーグルトは，機能性乳酸菌をスターターとして用いる，あるいは汎用のスターター乳酸菌（*S. thermophilus* と *L. bulgaricus*）と併用する場合もありますが，風味の点を考慮して別途培養して得た生菌体をタンク発酵後に添加する方法も実施されています．

c． スターター乳酸菌の働き

スターター乳酸菌の働きとして，*S. thermophilus* は製品ヨーグルトに緻密な組織を与え，組織を均一化し，*L. bulgaricus* は酸味を増加させ，良好な風味をつくるといわれています．

また，*S. thermophilus* が生成するギ酸と二酸化炭素が *L. bulgaricus* の生育を促進し，*L. bulgaricus* が生成するペプチドおよび遊離アミノ酸が *S. thermophilus* の生育を促進します．

15.4 ヨーグルトの成分と栄養的価値

ヨーグルトの優れた点として，消化吸収がよく，風味が良好であることがあげられます．また，日本人に多い牛乳を飲むとお腹の調子が悪くなる人（乳糖不耐症）にも利用できることが知られています．そこで，まずヨーグルト中の主要成分の栄養生理学的特性について述べます．なおヨーグルトの主な成分組成を，原料である牛乳と比較して表 15.1 に示しました．

a． タンパク質

プレーンヨーグルトはタンパク質を約 3.6% 含んでおり，牛乳と比較するとタンパク質が多く含まれています．また，ヨーグルト中の乳タンパク質は乳酸菌のタンパク分解酵素の作用で低分子化し，非タンパク態窒素量および遊離アミノ酸量が発酵前に比較して 2〜3 倍となるため消化性が向上しています．さ

表 15.1 牛乳とヨーグルトの標準成分組成
（製品 100 g 当たり）

	牛乳	ヨーグルト	
		プレーン	ドリンク
エネルギー（kcal）	67	62	65
水分（g）	87.4	87.7	83.8
タンパク質（g）	3.3	3.6	2.9
脂質（g）	3.8	3.0	0.5
炭水化物（g）	4.8	4.9	12.2
灰分（g）	0.7	0.8	0.6
無機質			
カルシウム（mg）	110	120	110
マグネシウム（mg）	10	12	11
ナトリウム（mg）	41	48	50
ビタミン			
レチノール（μg）	38	33	5
葉酸（μg）	trace	11	1

（「日本食品標準成分表（五訂版）」より作成）

らに胃内で軽く固まった状態で存在するため，牛乳に比べ胃での滞留時間が長くなり吸収効率が向上するといわれています．

b. 脂　　質

ヨーグルトの製造に用いる乳酸菌の脂肪分解酵素の活性は非常に低いので，発酵で遊離してくる脂肪酸量に大きな変化はありませんが，発酵過程で産生される微量の短鎖脂肪酸はヨーグルトの風味に影響しています．

c. 乳　　糖

乳糖（牛乳 100 ml 中約 4.5 g 含有）の 20～30% 程度が，発酵中に乳酸菌の β-ガラクトシダーゼによりグルコースとガラクトースに分解されます．グルコースは乳酸菌により利用されますが，ヨーグルト中の乳糖は腸に達すると，粘膜上皮細胞の表面に存在する β-ガラクトシダーゼ（ラクターゼ）によってグルコースとガラクトースに分解され吸収されます．

なお，乳糖には ① 腸内ビフィズス菌の発育促進，② 胃腸の運動性亢進，③

Fe, Ca, P の吸収促進, ④乳児の脳・神経系の発達に必要なガラクトースの給源などの役割があります．

d．乳　　酸

ヨーグルトには 0.9% 前後の乳酸が含まれています．乳酸の働きとして①牛乳にない爽快な酸味と独特の風味を付与する，②病原菌や腐敗菌の発育を抑え食物の保存性をよくする，③乳タンパク質を微細なカードに変え消化しやすくする，④胃液の分泌を促し胃の蠕動運動を促進する，⑤Fe, Ca, P の利用率を高める，⑥カロリー源となることなどがあります．

e．ミネラル

ヨーグルト中のカルシウム（100 g 中 110 mg 存在）は，牛乳のそれより吸収性が高いことが知られています．その理由として，①可溶性カルシウムの状態で存在していること，②カゼインの分解物であるカゼインホスホペプチド（CPP）と乳糖による吸収促進作用があげられます．CPP はリン酸基を有するポリペプチドで，カルシウムとリン酸基が結合することによりカルシウムの不溶性沈殿の生成が防止され，腸管上皮細胞よりカルシウムの吸収が促進されます．また，③ヨーグルトを摂取することで消化管内の pH が低下すると，吸収性が高いイオン型カルシウムが増加するためと考えられています．

f．香気性分

ヨーグルトの特徴的な風味は，主として乳酸菌の代謝産物であるアセトアルデヒドによるものです．Kneifel ら[1]は，ヨーグルトのアセトアルデヒド量は 5～21 ppm で，10 ppm 以下になるとヨーグルト風味が弱くなったと報告しています．このアセトアルデヒドは，主に乳糖およびスレオニンから *L. bulgaricus* によって生成されます．

また，*S. thermophilus* がクエン酸および乳糖から生成するジアセチルは，ヨーグルトのデリケートな芳香に寄与します．さらに両菌は発酵過程で乳糖，タンパク質，脂肪を分解し揮発酸を生成しますが，生成された揮発酸はヨーグルトの芳香成分のバランスに寄与するといわれています．

g. ビタミン

ヨーグルトの製造に用いられる *L. bulgaricus* は葉酸を消費しますが，*S. thermophilus* は葉酸を産生するため，ヨーグルト中の葉酸含量は原料牛乳に比べて高くなっています（表 15.1 参照）．

B_2（1 日当たりの所要量は 0.8～1.4 mg）は，ヨーグルト 100 g 中に 0.2 mg 含まれておりヨーグルト中に際立って多く存在するビタミンです．

h. 抗菌物質

ヨーグルトの製造過程で過酸化水素のほか，乳酸，酢酸，マロン酸，α-ケトグルタール酸などの有機酸，そしてバクテリオシンが生成される場合があります．

15.5 ヨーグルトの生理機能

a. 易消化性

タンパク質の消化性が向上する理由として，① 乳酸菌の作用によって乳タンパク質が分解されて低分子のペプチドやアミノ酸が遊離していること，② 乳酸菌による乳酸の生成によってカード粒子が微細になっている（ソフトカード化）ため消化酵素の作用を受けやすい状態になっていること，③ このカード粒子の刺激で消化酵素の分泌量が増えるためと考えられます．また，脂肪の消化性も向上するといわれていますが，その理由として ① 乳酸菌の脂肪分解酵素の作用で少量の遊離脂肪酸が生成し，脂肪の構造も変化するため，② 発酵によって生成する乳酸が共存するためといわれています．

b. 乳糖不耐の軽減

黄色および黒色人種においては，加齢とともに腸内の β-ガラクトシダーゼ活性が 10% 程度まで低下し，乳糖を分解利用できない「成人性乳糖不耐症」の罹患率が著しく高いといわれており，わが国でも成人における罹患率が顕著に高くなっています（表 15.2）．

ヨーグルトによる乳糖不耐軽減の理由として，① 乳糖の一部（20～30%）

表 15.2　乳糖不耐症出現率の年齢別推移

年齢（歳）	6～9	10～12	13～15	16～18	22～58
出現率（％）	30	34	34	38	52

((社) 牛乳普及会：「牛乳学術研究会委託研究報告書 平成9年度資料」より作成)

が分解されているため，②ヨーグルト中に存在する乳酸菌の β-ガラクトシダーゼが働いたため，③乳糖が腸内細菌の β-ガラクトシダーゼ活性を亢進したためと考えられ，さらに④ヨーグルトのような半固形の乳製品は牛乳に比較して胃内通過に時間がかかるということも乳糖不耐を緩和する一因と考えられます．

c. 腸管運動の調節

乳酸菌が産生する乳酸は in vivo で大腸平滑筋の運動を亢進するという結果が報告されており，乳酸菌投与によって大腸での乳酸産生が増加することで腸管運動が亢進され，便秘改善の一因になっているといわれています．

d. 有害菌・病原菌の抑制

ヨーグルト由来の乳酸菌が産生する乳酸により，消化管内の pH が低下し，病原菌や有害菌の増殖が抑制されます．したがって，ヨーグルトの摂取は種々の病気の原因物質となりうるウェルシュ菌などの代謝産物（アミン類，ニトロ化合物，フェノール類，インドール類など）の産生を抑制するといわれています．また，下痢症は，大腸の運動性が異常に亢進したためと考えられていますが，ヨーグルトを摂取することで大腸菌群やウェルシュ菌の生育が抑制され，腸内菌叢の正常化がなされることでも下痢症が改善されます．

e. 免疫賦活作用

免疫機能を高め病気を予防する免疫賦活化作用は，主に後述する機能性乳酸菌に期待される機能ですが，S. thermophilus と L. bulgaricus を用いて製造したヨーグルト（使用した菌株特異的）でも分泌型 IgA 産生を増強し，感染を

防御する作用が明らかとなっています．また，種々のサイトカイン産生を修飾し，NK細胞やT細胞を活性化し，疾病を予防する効果も同種のヨーグルトにあることが明らかにされています．

f．その他の効果

① 血中コレステロールの減少（Hepnerらは毎食時に240 mlのヨーグルトをヒトに与えると，1週間後に血中コレステロールが5～10%低下することを認めた[2]），② 血圧降下作用，③ 血中アンモニアの低下，④ 腎障害の抑制，⑤ 寿命の延長，⑥ 抗うつ作用（乳酸桿菌のタンパク分解酵素によって遊離したトリプトファンが抗うつ作用を示す）が報告されています．これらの効果の多くは後述する機能性乳酸菌で報告されており，また生菌および死菌で認められることから，菌体構成成分が関与しているものと考えられます．なお，これら効果の多くは菌株特異的なものであることが明らかになっています．

◈ 15.6　機能性ヨーグルト ◈

乳由来の成分や乳酸などの栄養的ならびに生理的価値に加えて，健康維持増進に役立つようなさまざまな生体調節機能をあわせもつヨーグルトが製造販売されるようになってきました．

a．機能性乳酸菌を含有したヨーグルト

宿主の腸内菌叢のバランスを改善することにより宿主に有益な保健効果をもたらす生きた微生物を「プロバイオティクス（probiotics）」とする概念がFuller[3]によって提案されました．そして，現在ではプロバイオティクスとは「宿主の健康維持に有益な働きをする生きた微生物」[4]あるいは「宿主に保健効果を示す生きた微生物を含む食品」ともいわれています．このプロバイオティクスのうち，ヒト腸管より単離され胃酸耐性，胆汁酸耐性，腸管付着性に優れているなど表15.3に示した要件を満たす乳酸菌をプロバイオティック乳酸菌とよびますが，ヨーグルトはこれら機能性乳酸菌を最も手軽に摂取できる食品と考えられます．

表 15.3 プロバイオティック乳酸菌の満たすべき要件

- 安全性が十分に保証されていること
- もともと宿主の腸内細菌叢の一員である
- 胃酸および胆汁酸に耐性があり下部消化管に生菌で到達できること
- 下部消化管に付着し増殖できること
- ヒトに対し明らかに有用効果を発揮すること
- 食品などの形態で有効な菌数が維持できること
- 安価で容易に取り扱えること

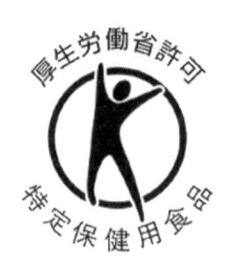

図 15.2　特定保健用食品（トクホ）のマーク

Lactobacillus rhamnosus GG を使用したヨーグルトは，乳酸菌が関与する特定保健用食品（トクホ：図 15.2 のマーク）の第1号に認可されましたが，この乳酸菌のもつ機能の一つとしてアレルギー低減作用があり，母親が出産前から同菌を摂取すると，生まれた子どものアトピー性皮膚炎発症率が減少したと Kalliomäki らは報告しています[5]．

Helicobactor pylori（ピロリ菌）の生育阻害作用が期待できる *Lactobacillus gasseri* の生菌を，*S. thermophilus* と *L. bulgaricus* をスターター乳酸菌としてヨーグルトを製造する際に添加したヨーグルトもあります．この菌は胃酸耐性が非常に強いため，乳酸によりピロリ菌を減らす作用機序が考えられています．*Lactobacillus paracasei* を加えたヨーグルトはアレルギー症状を呈する動物に摂取させると血中 IgE レベルが低下することが確認されています．

b. 機能性素材添加ヨーグルト

プロバイオティクスという言葉に続いて，「腸内有用菌（*Bifidobacterium* 等）の増殖を特異的に促進して活性を高めることにより宿主の健康に有益に作

用する難消化性食品成分」と定義される「プレバイオティクス（prebiotics）」，さらに「腸内菌叢を介することなく直接宿主の健康に有益に働く食品成分」と定義される「バイオジェニクス（biogenics）」という機能性素材を指し示す用語が次々と提唱されました．このプレバイオティクスの代表的なものとしてビフィズス菌増殖因子としてのオリゴ糖，バイオジェニクスの代表的な乳成分として前述のCPP，ラクトフェリンなどがあります．

スターター乳酸菌とともにラクトフェリンを添加しているヨーグルトにはオリゴ糖（プレバイオティクス）も添加されており，腸内ビフィズス菌の生育促進もねらっています．

骨芽細胞の働きを高め，破骨細胞の過剰な働きを抑制する作用があり，骨代謝のバランスを整えることで，骨の健康に有用であることがヒトの臨床試験でも確認されている乳塩基性タンパク質（MBP）を添加したヨーグルトもつくられています．

さらに高齢者の関節痛の緩和を目的としてN-アセチルグルコサミンを添加したヨーグルト，ドコサヘキサエン酸（DHA），各種のビタミン，コラーゲンなどの機能性素材を添加したヨーグルトもつくられています．

生理的に優れた有機酸で，しかも腸管を過度に刺激しない乳酸を主として生成する乳酸菌やビフィズス菌を長時間安定に保つために「ヨーグルト」という酸凝固した組織が最も適しており，さらにプロバイオティック乳酸菌を腸管まで搬送する担体としてヨーグルトが最も有用であると考えられます．したがって今後，プロバイオティクスとともにプレバイオティクスとしての機能をあわせもつシンバイオティクスの考え方を取り入れたシンバイオティックヨーグルト，あるいはプロバイオティック乳酸菌とともにバイオジェニクスを含有するヨーグルトなど一層魅力的なヨーグルトが店頭に数多く並ぶでしょう．

〔増田哲也〕

文　　献

1) Kneifel, W., Ulberth, F., Erhard, F. and Jaros, D.: *Milchwissenschaft*, **47**, 362-365, 1992.

2) Hepner, G., Fried, R. and St jeor, S.: *Am. J. Clin. Nutr.*, **32**, 19-24, 1979.
3) Fuller, R.: *J. Appl. Bacteriol.*, **66**, 365-378, 1989.
4) Lee, Y. and Salminen, S.: *Trends Food Sci. Technol.*, **6**, 241-245, 1995.
5) Kalliomäki, M., Salminen, S., Arvilommi, H., Kero, P., Koskinen, P. and Isolauri, E.: *Lancet*, **357**, 1076-1079, 2001.

索　引

ア　行

アカネ色素　92
アクリルアミド　97
味　6
味付けノリ　111
亜硝酸塩　95
L-アスコルビン酸　122
N-アセチルグルコサミン　149
アセトアルデヒド　144
アセロラ　119
アトピー性皮膚炎　148
アドレナリン　131
アフラトキシン　97
アフラトキシン B_1　62
アボカド　125
アポトーシス　60,61,66
アミノ酸　130
アメリカ人の食事目標　11
アルギン酸　114
アルツハイマー症　133
アレルギー　31,36,135
アレルギー低減作用　148
アレルギー物質　96
アンジオテンシン変換酵素阻害活性　134
アンジオテンシン変換酵素阻害ペプチド　132
アンチョビペースト　131
アントシアニン　125

胃がん　31
胃酸耐性　147
『医心方』　140
イソフラボン（類）　53,134,135

一次機能　32,128,130
1割産業　22
一般食品　33
遺伝子組換え　96
遺伝子組換え食品　5
遺伝子構造　34
遺伝子の変異　60
遺伝情報　35
遺伝病　58
イニシエーション　61,64
イニシエーター　61
医薬品　33
　　――との相互作用　98
インシュリン　133
飲食料最終消費　27
インスタントラーメン　104

ウエルシュ菌　146
うま味　11,102～104

エイコサペンタエン酸　108
衛生仮説　36
栄養機能　32
栄養機能食品　33
栄養所要量　118
栄養バランス　18
栄養不足人口　14
疫学研究　131
疫学調査　66
易消化性　145
エストロゲン　53
エネルギーの生産　31
エピガロカテキンガレート　65
エルゴカルシフェロール　52
『延喜式』　102
塩分　52

欧風化　13
押し寿司　103
オステオカルシン　46
オーラプテン　65
オリゴ糖　42,149
オレンジ　119
卸売市場　24
卸売市場外流通　24
温度帯別流通　24

カ　行

外食　10,20
外食産業　9,25
海藻類　110
海綿骨　46
香　6
核酸　104
加工食品　21
過酸化脂質上昇抑制作用　135
果実　9
果樹産業　117
過剰摂取　50,99
カゼインホスホペプチド　51,144
カツオ節　103,104,129
活性型ビタミンD　53
褐藻　110
カップラーメン　103
カテキン　121
果糖　124
カドミウム　97
果肉細胞　124
カビ　128
カフェイン　52
鎌型赤血球症　58
カムカム　119
カラギーナン　115

β-ガラクトシダーゼ 143
カルシウム 46, 144
カルシウム結合タンパク質 53
カルシウム摂取 14
カルシウム摂取量 48
カルビンデイン 53
γ-カルボキシラーゼ 54
γ-カルボキシル化 54
カレー 105, 106
カレーライス 101, 105, 106
カロテノイド 121
α-カロテン 65, 118
β-カロテン 64〜66, 118
川上 28
川下 28
川中 28
がん 4, 30, 57, 60, 63
　──の浸潤 63
　──の転移 63
　　家族性の── 60
　　孤発性の── 60
感覚機能 32
肝機能 131
環境負荷 11, 18
環境要因 58
肝硬変 131
がん細胞 63
　──の接着 63
　──の遊走 63
感染症 31
感染防御作用 43
乾燥肌 123
寒天 112

キウイフルーツ 119
危害分析重要管理点 68
企業行動 28
企業者 28
企業者精神 28
ギ酸 142
キサントフィル 121
技術革新 21, 28
機能性食品 5, 32, 55
機能性乳酸菌 147
吸収効率 55
急性毒性試験 89, 92

牛乳・乳製品 8, 13
供給熱量ベース総合食料自給率 16, 18
狂牛病 5
魚醬 131
許容一日摂取量 93

グァバ 122
クエン酸 51, 124
くさや 129
β-クリプトキサンチン 65, 118
グルタミン酸 104, 130
グルタミン酸ナトリウム 104
グレープフルーツ 122

経口免疫寛容 40
血圧降下作用 134, 147
血圧上昇抑制作用 131
結核 30
血管新生 63
血清脂質改善作用 135
血中アンモニアの低下 147
血中コレステロール 147
血糖値 123
血糖値上昇抑制作用 133
血友病 58
解毒系酵素 62
ゲニステイン 65
ケミカルメディエーター 38
ケルセチン 121
減塩食 14
健康寿命 34
健康食品 98
健康増進 15
減農薬 96
健忘症予防効果 131

抗アレルギー活性 134
抗アレルギー食品 32
抗うつ作用 147
抗加齢食品 32
抗がん作用 64, 133
抗がん食品 32
抗感染食品 32
抗菌作用 133

抗菌物質 128, 145
高血圧（症） 125, 133
抗高血圧食品 32
抗骨粗しょう症食品 32
高コレステロール 125
抗酸化活性 125, 131
抗酸化作用 121, 126, 133〜135
麹菌 132
高脂血症 12, 120
コウジ酸 92
紅藻 110
抗糖尿病食品 32
高度経済成長 8
更年期障害改善 134
抗変異原性 133
酵母 128, 135
小売チェーン 24
高齢化社会 34
国産食料 14
国内生産量 17
国民栄養調査 53
穀物自給率 16, 17
骨芽細胞 46
骨吸収 47
骨形成 46
骨質 46
骨髄 46
骨粗しょう症 31, 46, 135
骨粗しょう症予防 134
骨膜 46
骨量 48
米の消費量 8
米の生産調整 8
米不足 7
コラーゲン 46, 122, 149
コールドチェーン 21
コレカルシフェロール 52
コレステロール 52
コレステロール上昇抑制作用 133

サ　行

細菌性食中毒 79
　感染型の── 80
最大骨量 48
サイトカイン産生 147

索　引

細胞の構築　31
細胞壁多糖類　124
サクランボ　117
サプリメント　55
サポニン　135
サルモネラ食中毒　81
酸　47
三次機能　32,128,131
残留農薬基準　96

ジアセチル　144
ジアリルトリスルフィド　65
塩辛　131
紫外線　62
自給的食生活　13
自給率の目標　18
脂質　3,13
疾病予備軍　34
ジピコリン酸　129
死亡者数　59
脂肪分解酵素　143
死亡率　11,12
醤（ジャン）　130
シュウ酸　51
主食　11
主食用穀物自給率　16
寿命　12
腫瘍細胞　60
循環器疾患　125
消化酵素　51
消化性　142
上限値　99
硝酸塩　95
少子化社会　34
小腸パイエル板　39
消費期限　5
消費行動　28
消費者　29
情報技術　24
賞味期限　5
しょうゆ　104,133,134
食
　　──と安全　5
　　──と健康　3
　　──と社会　2
　　──の外部化　10,20

　　──の不安　29
　　──の魅力　6
食育　15
食育基本法　15
食育推進基本計画　15
食事　58
食事スタイル　10
食事摂取基準　48
食事バランスガイド　15,66
食習慣　14
食生活　7,8,10～15,17
食生活指針　15
食中毒　5,70,80,86
　　毒素型の──　80
　　ノロウイルスによる──　86
食中毒予防　87
食品　10,18,94
　　──の廃棄　10,18
　　──の表示　94
食品アレルギー　36,38
食品安全委員会　53,73,91,96
食品安全基本法　73,74,91
食品衛生法　74,91,93,95,96
食品卸売業　23
食品機能　32
食品抗原　37
食品小売業　23
食品製造業　21
食品専門小売店　24
食品添加物　91
食品媒介性疾患　72
食品廃棄物　11
食品保存料　128
食品流通業　23
食品ロス　11
植物性自然毒　79
植物性タンパク質　12
植物性の食品　4
食物アレルギー　36
食物繊維　51,109,120,135
食料安全保障　18
食料自給率　2,16～18
食料需給　18
食料消費　8
食料・農業・農村基本計画　18
食料

　　──の価格水準　28
　　──の輸入　9
食料品購入行動　24
女性の社会進出　10
女性ホルモン　53
女性ホルモン様作用　133
食感　6
ショ糖　124
飼料穀物　8,9
心筋梗塞　11,12
真菌類　128
腎障害の抑制　147
新食料・農業・農村基本法　17
心臓病　4,30,125
シンバイオティクス　149

水産物　9,12
すし　101,102
スターター乳酸菌　141
ストレス　131
スブチリシンNAT　135,136
スポーツ　123
スローフード　103,137

ゼアキサンチン　65,121
生活改善　11
生活習慣病　4,14,15,30,31,
　　57,58
生活習慣病改善作用　133
生産者　29
清酒　131
清酒酵母　132
成人性乳糖不耐症　145
成人病　11
生鮮食品　21
製造業　9
生体外異物　62
生体調節機能　32
西洋ナシ　117
世界貿易機関　18
石細胞　124
石灰化　46
摂取上限量　49
摂取推奨量　55
摂取目安量　48
セルロース　124

索　引

セルロース分解酵素　130
セントラル・キッチン　25
前立腺がん　60, 134

総合自給率　16
総コレステロール値　120
惣菜　9
ソフトカード化　145
ソフトヨーグルト　141

タ 行

第Ⅰ相酵素　62
ダイゼイン　65
大腸がん　60, 66
大腸菌O157　5, 129
耐糖能改善　133
第Ⅱ相酵素　62
多環芳香族炭化水素　97
だし　104
タチバナ　117
多糖　51
食べ残し　10, 18
胆汁酸耐性　147
炭水化物　13, 123
タンパク質　3, 13, 31, 46
タンパク質食料　9
タンパク分解酵素　142

畜産物　8, 9, 17
中性脂肪　125
腸管出血性大腸菌食中毒　84
腸管付着性　147
腸管免疫系　39
腸内細菌　41, 51
調理食品　10

低分子化（乳タンパク質の）
　142
7-デヒドロコレステロール　52
テングサ類　111
転作　8
伝染病　14
伝統ある食文化　15
伝統食品　23
伝統的食生活　13
デンプン質　13

デンプン質比率　12
電離放射線　62

糖（質）　3, 52
糖尿病　4, 30, 31
動物性自然毒　79
動物性脂肪　11
動物性食品　4
動物性タンパク質　12
動脈硬化　125
毒性試験　93
特定保健用食品　5, 33, 34, 42,
　53, 135, 136, 148
ドコサヘキサエン酸　108, 149
トマト　66
トリプシン　51
トリプトファン　147
トレーサビリティ制度　68

ナ 行

ナイシンA　128
内臓脂肪症候群　14
中食　20
中食産業　25
納豆　133, 135
ナットウキナーゼ　135, 136
納豆菌　129, 135, 136
熟れ鮨　102

にぎり寿司　102
肉類　8, 9, 13
ニコチアナミン　134
二次機能　32, 128, 130
ニトロソ化合物　62
担い手の高齢化　22
日本型食生活　13〜15, 18
日本食　11
日本食ブーム　15
乳塩基性タンパク質　149
乳がん　60
乳酸　128, 144
乳酸菌　128, 132, 135
乳酸発酵　102
乳糖　51, 143
乳糖不耐症　142
認知症　133

ニンニク　65
ネガティブリスト制度　91
寝たきり　14

脳血管疾患　14
農産物輸入　9
脳卒中　4, 30, 125
農薬　5, 91, 95
農薬取締法　95
農林水産業　21
ノビレチン　65
ノロウイルス　86

ハ 行

バイオジェニクス　149
バイオマス燃料　18
バクテリオシン　128, 129
箱寿司　103
破骨細胞　47
ハサップ　68
発がん　61
発がん物質　61
発がん抑制　125
発酵乳　128
ハードヨーグルト　140
早鮨　103
パルミジャーノ・レッジャーノ
　131
販売集中度　25

皮質骨　46
美食志向　10
ヒ素　97
ビタミンA　50, 64, 123
ビタミンB_2　145
ビタミンC　55, 122
ビタミンD　50
ビタミンE　64, 126
ビタミンK　54, 136
ビタミンK_2　135, 136
非タンパク態窒素量　142
ヒドロキシアパタイト　46
4-ヒドロキシ-3(2H)-フラノ
　ン類　134
美白　134

美肌効果　131
ビフィズス菌　43,52
ビフィズス菌増殖因子　149
肥満　12,123
肥満防止　134
ビール　133
疲労回復　124
ピロリ菌　148
品目別自給率　16

ファーストフード　103～106,137
フィチン酸　51
フィロキノン　54
夫婦共働き世帯数　10
フェニルケトン尿症　58
フェルラ酸　131
ブドウ球菌食中毒　82
ブドウ糖　124
フードシステム　20,26
フードチェーン　26
太りすぎ　14
不飽和脂肪酸　109,125
フラクトオリゴ糖　51
フラボノイド　32
フルクタン　51
ブルーベリー　118
プレバイオティクス　41,149
フレンチ・パラドックス　132
プレーンヨーグルト　140
プログレッション　61,64
フローズンヨーグルト　141
プロテアーゼ　47
プロバイオティクス　32,41,136,147
プロバイオティック乳酸菌　147
プロビタミンA　64
プロモーション　61,64
分泌型IgA産生　146

平均寿命　4,11,59
米食文化圏　11,12
ペクチン　124
ヘテロサイクリックアミン　62,97

ペプチド　130
γ-ペプチド結合　135
変異原性　133
ベンゾピレン　62
便秘　124
便秘改善　146

飽食　10
飽和脂肪酸　109
保健機能食品　33
保健表示　33
ポジティブリスト制度　68,92,96
干しノリ　111
ホップ　133
ボツリヌス中毒　83
ポリグルタミン酸　51,135
ポリフェノール　32,53,64,65,125,132

マ　行

マスト細胞　38

味覚　102
みそ　133
ミネラル　3,46

無毒性量　93
無農薬　96

メタボリックシンドローム　14
メチル水銀　97
メナキノン　54
メラニン色素　122
メラノイジン　133
免疫　37
免疫機能　31,134
免疫賦活作用　146

ヤ　行

有機（オーガニック）　96
有機酸　128,130
遊離アミノ酸　142
油脂類　8,9,13,17
輸入農産物　9
油糧種子　9

溶血性尿毒症症候群　86
葉酸　145
ヨーグルト　139

ラ　行

ライフスタイル　10
酪　140
ラクターゼ　143
ラクトバシラス菌　43
ラクトフェリン　149
ラーメン　101,103
リグニン　124
リコピン　65,121
リスク　90
リスク管理　74,90,93
リスクコミュニケーション　74,90
リスク評価　73,90,92
リスク分析　90
リノレン酸エチル　133
リモデリング　47
緑黄色野菜　31
緑藻　110
リン　46
リンゴ　117
リンゴ酸　51,124

ルテイン　65

冷凍調理食品　9
レトルト　106
レトルトカレー　105
レトルトパウチ　106
レモン　122

老化作用　123

ワ　行

ワイン　126,132
『倭名類聚抄』　117
ワリンゴ　117
ワンストップ・ショッピング　24

欧文索引

ADI 73, 93, 96
Aspergillus glaucus 129

Bacillus subtilis 136
Bacillus subtilis (*natto*) 135
Bifidobacterium 136
biogenics 149

CK 25
Corynebacterium 129
CPP 51, 144

DHA 108, 109, 149
DNA 配列 35

EPA 108, 109

FAO 67

Gla 化 54

GRAS 物質 128

HACCP 68
Helicobactor pylori 148

IgA 40
IgE 38

Lactobacillus bulgaricus 139
Lactobacillus gasseri 148
Lactobacillus paracasei 148
Lactobacillus rhamnosus GG 148
LD_{50} 89
LOHAS 137

MBP 149

n-3 系脂肪酸 109

NK 細胞 147
NOAEL 93, 96

O 157 : H 7 85

PCB 97
PFC バランス 11, 13, 14
prebiotics 149
probiotics 147

Streptococcus thermophilus 139

T 細胞 147
Th 1/Th 2 バランス改善 134
Trp-P-2 133

WHO 67
WTO 18

編者略歴

酒井　健夫（さかい　たけお）
1943 年生まれ
1966 年　日本大学農獣医学部卒業
現　在　日本大学生物資源科学部
　　　　教授
　　　　医学博士

上野川修一（かみのがわしゅういち）
1942 年生まれ
1966 年　東京大学農学部卒業
現　在　日本大学生物資源科学部
　　　　教授
　　　　農学博士

日本の食を科学する　　　　　　定価はカバーに表示

2008 年 6 月 25 日　初版第 1 刷
2009 年 7 月 30 日　　　第 2 刷

　　　　　　　　　　　　編　者　酒　井　健　夫
　　　　　　　　　　　　　　　　上　野　川　修　一
　　　　　　　　　　　　発行者　朝　倉　邦　造
　　　　　　　　　　　　発行所　株式会社　朝　倉　書　店
　　　　　　　　　　　　東京都新宿区新小川町 6-29
　　　　　　　　　　　　郵便番号　162-8707
　　　　　　　　　　　　電　話　03(3260)0141
　　　　　　　　　　　　ＦＡＸ　03(3260)0180
　　　　　　　　　　　　http://www.asakura.co.jp
〈検印省略〉

© 2008〈無断複写・転載を禁ず〉　　　　壮光舎印刷・渡辺製本

ISBN 978-4-254-43101-8　C 3561　　Printed in Japan

前東大 鈴木昭憲・前東大 荒井綜一編

農 芸 化 学 の 事 典

43080-6　C3561　　　　B 5 判　904頁　本体38000円

農芸化学の全体像を俯瞰し，将来の展望を含め，単に従来の農芸化学の集積ではなく，新しい考え方を十分取り入れ新しい切り口でまとめた。研究小史を各章の冒頭につけ，各項目の農芸化学における位置付けを初学者にもわかりやすく解説。〔内容〕生命科学／有機化学(生物活性物質の化学，生物有機化学における新しい展開)／食品科学／微生物科学／バイオテクノロジー(植物，動物バイオテクノロジー)／環境科学(微生物機能と環境科学，土壌肥料・農地生態系における環境科学)

食品総合研究所編

食 品 大 百 科 事 典

43078-3　C3561　　　　B 5 判　1080頁　本体42000円

食品素材から食文化まで，食品にかかわる知識を総合的に集大成し解説。〔内容〕食品素材(農産物，畜産物，林産物，水産物他)／一般成分(糖質，タンパク質，核酸，脂質，ビタミン，ミネラル他)／加工食品(麺類，パン類，酒類他)／分析，評価(非破壊評価，官能評価他)／生理機能(整腸機能，抗アレルギー機能他)／食品衛生(経口伝染病他)／食品保全技術(食品添加物他)／流通技術／バイオテクノロジー／加工・調理(濃縮，抽出他)／食生活(歴史，地域差他)／規格(国内制度，国際規格)

日本食品工学会編

食 品 工 学 ハ ン ド ブ ッ ク

43091-2　C3061　　　　B 5 判　768頁　本体32000円

食品工学を体系的に解説した初の便覧。簡潔・明快・有用をむねとしてまとめられており，食品の研究，開発，製造に携わる研究者・技術者に役立つ必携の書。〔内容〕食品製造基盤技術(流動・輸送／加熱・冷却／粉体／分離／混合・成形／乾燥／調理／酵素／洗浄／微生物制御／廃棄物処理／計測法)食品品質保持・安全管理技術(品質評価／包装／安全・衛生管理)食品物性の基礎データ(力学物性／電磁気的物性／熱操作関連物性／他)食品製造操作・プロセス設計の実例(11事例)他

おいしさの科学研 山野善正総編集

お い し さ の 科 学 事 典

43083-7　C3561　　　　A 5 判　416頁　本体12000円

近年，食への志向が高まりおいしさへの関心も強い。本書は最新の研究データをもとにおいしさに関するすべてを網羅したハンドブック。〔内容〕おいしさの生理と心理／おいしさの知覚(味覚，嗅覚)／おいしさと味(味の様相，呈味成分と評価法，食品の味各論，先端技術)／おいしさと香り(においとおいしさ，におい成分分析，揮発性成分，においの生成，他)／おいしさとテクスチャー，咀嚼・嚥下(レオロジー，テクスチャー評価，食品各論，咀嚼・摂食と嚥下，他)／おいしさと食品の色

前東大 荒井綜一・東大 阿部啓子・神戸大 金沢和樹・
京都府立医大 吉川敏一・栄養研 渡邊　昌編

機 能 性 食 品 の 事 典

43094-3　C3561　　　　B 5 判　480頁　本体18000円

「機能性食品」に関する科学的知識を体系的に解説。様々な食品成分(アミノ酸，アスコルビン酸，ポリフェノール等)の機能や，食品のもつ効果の評価法等，最新の知識まで詳細に解説。〔内容〕I．機能性食品(機能性食品の概念／機能性食品をつくる／他)，II．機能性食品成分の科学(タンパク質／糖質／イソフラボン／ユビキノン／イソプレノイド／カロテノイド／他)，III．食品機能評価法(疫学／バイオマーカー／他)，IV．機能性食品とニュートリゲノミクス(実施例／味覚ゲノミクス／他)

東農大 並木満夫・元富山大 小林貞作編 シリーズ〈食品の科学〉 **ゴマの科学** 43029-5 C3061　A5判 260頁 本体4500円		6000年の栽培の歴史をもち，すぐれた栄養生理機能を有することで評価されながらもベールに包まれていたゴマを解明する。〔内容〕ゴマの栽培食物学／ゴマの生化学とバイオテクノロジー／ゴマの食品科学／生産・利用・需給／ゴマ科学の展望
元山口大 飴山 實・前武庫川女大 大塚 滋編 シリーズ〈食品の科学〉 **酢の科学** 43030-1 C3061　A5判 224頁 本体4300円		酢酸菌や各種アミノ酸を含み，食品としてすぐれた機能をもつ食酢に科学のメスを入れる。酢の香味成分や調理科学にもふれた。〔内容〕酢の文化史／酢の醸造学／酢の生化学とバイオテクノロジー（酢酸菌の遺伝子工学，他）／酢の食品化学／他
前東北大 山内文男・前東北大 大久保一良編 シリーズ〈食品の科学〉 **大豆の科学** 43033-2 C3061　A5判 216頁 本体4500円		古来より有用な蛋白質資源として利用されている大豆について各方面から解説。〔内容〕大豆食品の歴史／大豆の生物学・化学・栄養学・食品学／大豆の発酵食品（醤油・味噌・納豆・乳腐と豆腐よう・テンペ）／大豆の加工学／大豆の価値と将来
前函館短大 大石圭一編 シリーズ〈食品の科学〉 **海藻の科学** 43034-9 C3061　A5判 216頁 本体4000円		多種多様な食品機能をもつ海藻について平易に述べた成書。〔内容〕概論／緑藻類／褐藻類（コンブ，ワカメ）／紅藻類（ノリ，テングサ，寒天）／微細藻類（クロレラ，ユーグレナ，スピルリナ）／海藻の栄養学／海藻成分の機能性／海藻の利用工業
製粉協会 長尾精一編 シリーズ〈食品の科学〉 **小麦の科学** 43038-7 C3061　A5判 224頁 本体4500円		種々の加工食品として利用される小麦と小麦粉を解説。〔内容〕小麦と小麦粉の歴史／小麦の種類と品質特性／小麦粉の種類と製粉／物理的性状／小麦粉生地構造と性状／保存と熟成／品質評価法／加工と調理（パン，めん，菓子，他）／栄養学
竹生新治郎監修 石谷孝佑・大坪研一編 シリーズ〈食品の科学〉 **米の科学** 43039-4 C3061　A5判 216頁 本体4500円		日本人の主食である米について，最近とくに要求されている良品質・良食味の確保の観点に立ち，生産から流通・利用までを解説。〔内容〕イネと米／米の品質／生産・流通・消費と品質／米の食味／加工・利用総論／加工・利用各論／世界の米
日大 中村 良編 シリーズ〈食品の科学〉 **卵の科学** 43071-4 C3061　A5判 192頁 本体4500円		食品としての卵の機能のほか食品以外の利用なども含め，最新の研究を第一線研究者が平易に解説。〔内容〕卵の構造／卵の成分／卵の生合成／卵の栄養／卵の機能と成分／卵の調理／卵の品質／卵の加工／卵とアレルギー／卵の新しい利用
茨城キリスト大 板倉弘重編 食品成分シリーズ **脂質の科学** 43514-6 C3361　A5判 216頁 本体4700円		食品の脂質と身体との関係を，主として生理学・生化学・内科学的視点から最新成果を第一線研究者が解説。〔内容〕脂質の種類と機能／脂質の消化と吸収／脂質代謝とその調節／脂質代謝異常症／脂質代謝と疾病／脂質と健康／脂質科学の研究史
兵庫県大 辻 啓介・戸板女短大 森 文平編 食品成分シリーズ **食物繊維の科学** 43512-2 C3361　A5判 176頁 本体4500円		食物繊維の生理的機能の研究は近年めざましいものがある。本書は各食物繊維ごとにその構造・機能や特徴を平易に解説した。〔内容〕総論／不溶性食物繊維／高分子水溶性食物繊維／低分子水溶性食物繊維／食物繊維の研究と今後の展望
新潟大 鈴木敦士・東大 渡部終五・千葉大 中川弘毅編 食品成分シリーズ **タンパク質の科学** 43513-9 C3361　A5判 216頁 本体4700円		主要タンパク質の一次構造も記載。〔内容〕序論／畜産食品（畜肉，乳，卵）／水産食品（魚貝肉，海藻，水産食品，タンパク質の変化）／植物性食品（ダイズ，コムギ，コメ，その他，タンパク質の変化，製造と応用）／タンパク質の栄養科学

日大 上野川修一編
食品とからだ
―免疫・アレルギーのしくみ―
43082-0 C3061　　A5判 216頁 本体3900円

アレルギーが急増し関心も高い食品と免疫・アレルギーのメカニズム、さらには免疫機能を高める食品などについて第一線研究者55名が基礎から最先端までを解説。〔内容〕免疫／腸管免疫／食品アレルギー／食品による免疫・アレルギーの制御

日大 上野川修一編
シリーズ〈食品の科学〉
乳の科学
43040-0 C3061　　A5判 228頁 本体4500円

乳蛋白成分の生理機能等の研究や遺伝子工学・発生工学など先端技術の進展に合わせた乳と乳製品の最新の研究。〔内容〕日本人と牛乳／牛乳と健康／成分／生合成／味と香り／栄養／機能成分／アレルギー／乳製品製造技術／先端技術

前東農大 吉澤 淑編
シリーズ〈食品の科学〉
酒の科学
43037-0 C3061　　A5判 228頁 本体4500円

酒の特徴や成分・生化学などの最新情報。〔内容〕酒の文化史／酒造／酒の成分、酒質の評価、食品衛生／清酒／ビール／ワイン／ウイスキー／ブランデー／焼酎、アルコール／スピリッツ／みりん／リキュール／その他（発泡酒、中国酒、他）

鴻巣章二監修　阿部宏喜・福家眞也編
シリーズ〈食品の科学〉
魚の科学
43036-3 C3061　　A5判 200頁 本体4300円

栄養機能が見直されている魚について平易に解説〔内容〕魚の栄養／おいしさ（鮮度、味・色・香り、旬、テクスチャー）／魚と健康（脂質、エキス成分、日本人と魚食）／魚の安全性（寄生虫、腐敗と食中毒、有毒成分）／調理と加工／魚の利用の将来

共立女大 高宮和彦編
シリーズ〈食品の科学〉
野菜の科学
43035-6 C3061　　A5判 232頁 本体4200円

ビタミン、ミネラル、食物繊維などの成分の栄養的価値が評価され、種類もふえ、栽培技術も向上しつつある野菜について平易に解説。〔内容〕野菜の現状と将来／成分と栄養／野菜と疾病／保蔵と加工／調理／(付) 各種野菜の性状と利用一覧

前鹿児島大 伊藤三郎編
シリーズ〈食品の科学〉
果実の科学
43032-5 C3061　　A5判 228頁 本体4500円

からだへの機能性がすぐれている果実について、生理・生化学、栄養・食品学などの面から総合的にとらえた最新の書。〔内容〕果実の栽培植物学／成熟生理と生化学／栄養・食品科学／各種果実の機能特性／収穫後の保蔵技術／果実の利用加工

前名古屋女大 村松敬一郎編
シリーズ〈食品の科学〉
茶の科学
43031-8 C3061　　A5判 240頁 本体4500円

その成分の機能や効果が注目を集めている茶について、栽培学・食品学・化学・薬学・製茶など広い立場からアプローチ。〔内容〕茶の科学史／茶の栽培とバイテク／茶の加工科学／茶の化学／茶の機能／茶の生産・利用・需給／茶の科学の展望

日本獣医大 沖谷明紘編
シリーズ〈食品の科学〉
肉の科学
43041-7 C3061　　A5判 208頁 本体4500円

食肉と肉製品に科学のメスを入れその特性をおいしさ・栄養・安全性との関連に留意して最新の研究データのもとに解説。〔内容〕食肉の文化史／生産／構造と成分／おいしさと熟成／栄養／調理／加工／保蔵／微生物・化学物質からの安全性

前ソルト・サイエンス研究財団 橋本壽夫・
日本塩工業会 村上正祥著
シリーズ〈食品の科学〉
塩の科学
43072-1 C3061　　A5判 212頁 本体4500円

長年"塩"専門に携わってきた著者が、歴史・文化的側面から、塩業の現状、製塩、塩の理化学的性質、塩の機能と役割、塩と調理・食品加工、健康とのかかわりまで、科学的・文化的にまとめた。巷間流布している塩に関する誤った知識を払拭

糖業協会 橋本 仁・前浜松医大 高田明和編
シリーズ〈食品の科学〉
砂糖の科学
43073-8 C3061　　A5判 244頁 本体4500円

食生活に不可欠な砂糖について、生産技術から、健康との関わりまで総合的に解説。〔内容〕砂糖の文化史／砂糖の生産／砂糖の製造法／砂糖の種類／砂糖の特性／砂糖と栄養／味覚／砂糖と健康／砂糖と食生活／砂糖の利用／その他の甘味料

上記価格（税別）は 2009年6月現在